essentials

essentials liefern aktuelles Wissen in konzentrierter Form. Die Essenz dessen, worauf es als „State-of-the-Art" in der gegenwärtigen Fachdiskussion oder in der Praxis ankommt. *essentials* informieren schnell, unkompliziert und verständlich

- als Einführung in ein aktuelles Thema aus Ihrem Fachgebiet
- als Einstieg in ein für Sie noch unbekanntes Themenfeld
- als Einblick, um zum Thema mitreden zu können

Die Bücher in elektronischer und gedruckter Form bringen das Expertenwissen von Springer-Fachautoren kompakt zur Darstellung. Sie sind besonders für die Nutzung als eBook auf Tablet-PCs, eBook-Readern und Smartphones geeignet. *essentials:* Wissensbausteine aus den Wirtschafts-, Sozial- und Geisteswissenschaften, aus Technik und Naturwissenschaften sowie aus Medizin, Psychologie und Gesundheitsberufen. Von renommierten Autoren aller Springer-Verlagsmarken.

Weitere Bände in der Reihe http://www.springer.com/series/13088

Christian Montag

Eine kurze Einführung in die Molekulare Psychologie

Band II: Von Kandidatengenen
bis zur Epigenetik

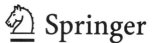 Springer

Christian Montag
Institut für Psychologie und Pädagogik
Universität Ulm
Ulm, Deutschland

ISSN 2197-6708   ISSN 2197-6716   (electronic)
essentials
ISBN 978-3-658-19633-2   ISBN 978-3-658-19634-9   (eBook)
https://doi.org/10.1007/978-3-658-19634-9

Die Deutsche Nationalbibliothek verzeichnet diese Publikation in der Deutschen Nationalbibliografie; detaillierte bibliografische Daten sind im Internet über http://dnb.d-nb.de abrufbar.

Gedruckt auf säurefreiem und chlorfrei gebleichtem Papier

Springer ist Teil von Springer Nature
Die eingetragene Gesellschaft ist Springer Fachmedien Wiesbaden GmbH
Die Anschrift der Gesellschaft ist: Abraham-Lincoln-Str. 46, 65189 Wiesbaden, Germany

Was Sie in diesem *essential* finden können

- Der Kandidatengenansatz wird mit genomweiten Assoziationsstudien kontrastiert.
- Die Affective–Neuroscience–Theorie von Jaak Panksepp wird als bedeutsamer Leitfaden für das molekulare Studium der Persönlichkeit vorgestellt.
- Monogenetische und polygenetisch beeinflusste Phänotypen werden miteinander verglichen.
- *Gen mal Umweltinteraktionseffekte* werden beleuchtet. Zusätzlich wird in die *Epigenetik* eingeführt.
- Das Prinzip des *Genetic Imaging* wird mit einem Fokus auf die Magnetresonanztomographie erläutert.

Vorwort

Der vorliegende Band II der Einführung in die *Molekulare Psychologie* mit dem Untertitel *Von Kandidatengenen bis zur Epigenetik* schließt unmittelbar an Band I mit dem Untertitel *Definition und molekulargenetische Grundbegriffe* an. Während in Band I vor allen Dingen Grundvokabeln der Molekulargenetik und historische Meilensteine in der Entwicklung hin zur *Molekularen Psychologie* erläutert werden (z. B. Zwillingsstudien und die Polymerase–Kettenreaktion), stehen in Band II deutlich mehr inhaltsbezogene (und weniger rein methodische) Forschungsperspektiven wie der Kandidatengenansatz zur Entschlüsselung der molekularen Grundlagen der Persönlichkeit (und kognitiven Funktionen) im Vordergrund. Zusätzlich führt der vorliegende Band II in das wichtige neue Forschungsgebiet der *Epigenetik* ein und gibt einen Überblick über die Magnetresonanztomographie im Kontext von Forschung in der *Molekularen Psychologie*.

Ich möchte mich an dieser Stelle erneut bei meinen Mitarbeitern Sonja Jung, Rayna Sariyska, Bernd Lachmann und Cornelia Sindermann bedanken, die das Manuskript vor der Veröffentlichung gelesen und zahlreiche wertvolle Anmerkungen gemacht haben. Vielen Dank auch an Indira Thangavelu für die gute Betreuung bei der Bearbeitung der Druckfahnen.

Aktuelle Informationen über meine Forschungstätigkeiten gibt es unter www. christianmontag.de.

Viel Spaß beim Lesen!

Ulm   Christian Montag
im Juli 2017

Inhaltsverzeichnis

Genomweite Assoziationsstudien vs. Kandidatengenansatz: Wie spürt man Abschnitte auf unserem Erbgut auf, die Unterschiede in Persönlichkeit oder Intelligenz erklären können?

1

Es gibt mehrere Ansätze, um Genabschnitte aufzuspüren, die interindividuelle Differenzen in menschlichen Eigenschaften wie beispielsweise Geselligkeit erklären können. Im Wesentlichen wird zwischen dem Ansatz der *genomweiten Assoziationsstudien* (GWAS) und dem Kandidatengenansatz unterschieden (Montag und Reuter 2014). Beide Ansätze sind nicht unbedingt unabhängig getrennt zu betrachten, sondern stellen oftmals eine logische Folge voneinander dar. Denn: Wird mit einem GWAS-Ansatz eine neue genetische Variante von Interesse detektiert, die mit interindividuellen Differenzen in Persönlichkeit assoziiert ist, so gilt es anschließend, diese genetische Variante in zahlreichen weiteren Studien genauer zu untersuchen. Dies gleicht dann einem Kandidatengenansatz, weil aufgrund der Ergebnisse des GWAS-Ansatzes ein Kandidat für eine Nachfolge-Studie gewählt worden ist. Nun aber zunächst ein paar nähere Erläuterungen zu dem GWAS-Ansatz (Hirschhorn und Daly 2005).

Falls Wissenschaftler überhaupt keine Idee haben, auf welchen Chromosomen oder Abschnitten der DNA Genvarianten zu finden sein könnten, die von Interesse für ein bestimmtes Verhalten (oder bestimmte psychische Variablen) sind, werden so genannte genomweite Assoziationsstudien durchgeführt (GWAS). In den letzten Jahren hat sich in diesem Bereich enorm viel getan, sodass es immer bessere Technologien gibt, um eine immer größer werdende Anzahl an Genvarianten pro Studienteilnehmer untersuchen zu können. So können heutzutage bei einem GWAS-Ansatz schon über vier Millionen Einzelnukleotid-Polymorphismen pro Kandidat berücksichtigt werden[1]. Vor ein paar Jahren musste man sich noch mit

---

[1] Diese Zahl wird bald schon wieder veraltet sein; https://www.illumina.com/content/dam/illumina-marketing/documents/products/brochures/datasheet_omni_whole-genome_arrays.pdf (besucht am 28. Mai 2017).

© Springer Fachmedien Wiesbaden GmbH 2018
C. Montag, *Eine kurze Einführung in die Molekulare Psychologie,*
essentials, https://doi.org/10.1007/978-3-658-19634-9_1

deutlich weniger Analyseergebnissen zufriedengeben. Wie kommt es dazu, dass immer mehr genetische Varianten untersucht werden können? Vor allen Dingen: Wie kommt es zu dieser großen Anzahl an untersuchbaren genetischen Variationen jenseits verbesserter Technologien? Dies würde schließlich bedeuten, dass auch weiterhin noch nicht bekannte Mutationen auf dem humanen Genom gefunden werden können, richtig? Dies ist in der Tat der Fall und wird nun vor dem Hintergrund der Historie der DNA-Sequenzierungen des humanen Genoms näher erläutert.

Der Begriff *Sequenzierung* bedeutet zunächst nichts anderes, als dass die Basen des Genoms (tatsächlich Base für Base) komplett ausgelesen werden. Genauso wie man ein Buch von Deckel zu Deckel lesen kann, wird bei der Sequenzierung jeder aufeinanderfolgende Buchstabe auf dem Genom gelesen. Durch Craig Venter wurde zum ersten Mal das komplette Genom eines Menschen bereitgestellt (Venter et al. 2001). Zeitgleich wurde das Genom auch von Francis Collins sequenziert (Lander et al. 2001). Jeder kann sich vorstellen, dass die Wahrscheinlichkeit, auf polymorphe Regionen zu treffen, wenn lediglich zwei Personen untersucht bzw. miteinander verglichen werden, deutlich kleiner ausfällt, als wenn beispielsweise hundert Probanden sequenziert und verglichen werden. Logischerweise können bei zwei Personen viele Genloci eine gleiche Ausprägung aufweisen, obwohl es sich an vielen dieser Genloci eigentlich um polymorphe Genregionen handelt. Mittlerweile gibt es prestigeträchtige Projekte wie das „1000 Genomes Project", in denen man beispielsweise mehr als 1000 Menschen sequenziert hat (siehe Sudmant et al. 2015; siehe auch 1000 Genomes Project Consortium 2012). Durch die Untersuchung einer deutlich größeren Anzahl an Menschen gelingt es zunehmend besser, auch sehr seltene Genvariationen aufzuspüren, die man im Vergleich von nur zwei Personen nur mit viel Glück hätte entdecken können. Insgesamt lassen sich diese selteneren Genvariationen allerdings nicht so leicht in der Psychologie/Psychiatrie untersuchen, da aufgrund der geringeren Auftretenshäufigkeit in einer Population nur schwer robuste Statistiken gerechnet werden können. Die Fallzahlen sind einfach zu klein. Diese „ultra-seltenen" *(ultra-rare)* genetischen Varianten stehen aber seit ein paar Jahren im besonderen Fokus der aktuellen Forschung, da sie möglicherweise in (den Extremen) der Normalverteilung[2] mehr Varianz aufklären können, als vergleichsweise oben mit den „handelsüblichen" Polymorphismen beschrieben worden ist (Penke und Jokela 2016; Yeo et al. 2011; siehe auch Schork et al. 2009). Die ultra-seltenen Genvarianten sind bei unter 1 % der Bevölkerung zu beobachten

---

[2]Eine Normalverteilung ist in Abb. 3.1 auf der linken Seite abgebildet (siehe Seite 15).

(siehe auch Probleme mit dieser Zahl und der Begrifflichkeit Polymorphismus, Karki et al. 2015).

Zurück zu den GWAS: Bei diesen Studien wird die menschliche DNA von einer möglichst großen Anzahl an Personen aktuell im Hinblick auf über vier Millionen Polymorphismen untersucht. Ein Studiendesign unter Zuhilfenahme eines GWAS-Ansatzes könnte nun wie folgt aussehen: Ein Wissenschaftler interessiert sich dafür, Genvariationen ausfindig zu machen, die mit der Anfälligkeit für Depressionserkrankungen oder mit interindividuellen Differenzen in den Ausprägungen der Persönlichkeitseigenschaft Neurotizismus im Zusammenhang stehen (eine Einführung über Persönlichkeit findet sich in Montag 2016). Für dieses Vorhaben wird nun eine große Gendatenbank angelegt, in welcher nicht nur eine Genprobe von jeder Person, sondern auch Informationen über psychologische/psychiatrische Phänotypen vorhanden sind. Diese können über von Probanden ausgefüllten Fragebögen erfasst werden, in denen sie angeben, wie sie ihre Persönlichkeit oder andere interessante Variablen bezüglich ihrer Person einschätzen. Nun werden die Probanden in der Datenbank z. B. nach hohen und niedrigen Persönlichkeitsausprägungen auf der zu untersuchenden Variable gruppiert (oder in Patienten und Kontrollpersonen unterteilt), um dann jeden einzelnen Polymorphismus auf statistische Häufigkeitsunterschiede in den beiden Gruppen zu untersuchen.[3] Zusammenfassend bedeutet dies bei den aktuellen möglichen SNP-Zahlen, dass statistische Tests für über vier Millionen Genorte durchgeführt werden können. Es werden damit in einem Patienten-Kontrollpersonen-Vergleich beispielsweise mehr als vier Millionen T-Tests[4] durchgeführt! Dadurch ergeben sich naturgemäß Probleme wie das Auftauchen von Zufallsbefunden (falsch positive Befunde), sodass man bei GWAS stark für multiples Testen kontrollieren muss (siehe auch die Korrekturschwelle in Abb. 1.1). Für eine Übersicht über statistische Korrekturmöglichkeiten sei die Arbeit von Johnson et al. (2010) erwähnt.[5]

Finden sich nun in diesen Studien unter Verwendung eines GWAS-Ansatzes statistisch-robuste Befunde in den Vergleichen, so deutet dies darauf hin, dass

---

[3]Natürlich lassen sich auch die Effekte der SNPs direkt auf die metrischen Maße einer Skala wie Persönlichkeit berechnen. Die Aufteilung in zwei Gruppen (z. B. hohe und niedrige Neurotizismuswerte) stellt immer auch eine Datenreduktion dar.

[4]T-Tests stellen ein statistisches Verfahren dar, um bedeutsame Unterschiede in den Mittelwerten zweier Gruppen herauszuarbeiten.

[5]Neben dem Problem des multiplen Testens ist zu erwähnen, dass GWAS ebenfalls nicht gut dafür geeignet sind, Interaktionseffekte zwischen Genvariationen abzubilden.

möglicherweise ein neuer Genort identifiziert worden ist, der Unterschiede in Persönlichkeitseigenschaften erklären könnte. Diese Ergebnisse müssen dann aber in weiteren Stichproben ebenfalls gefunden werden, um eine gewisse Sicherheit über die Assoziation dieses Genortes mit dem untersuchten Phänotyp zu bekommen. Eine Replikation der Ergebnisse ist also von großer Bedeutung. Die Ergebnisse eines GWAS-Ansatzes lassen sich gut mit einem Manhattan-Plot abbilden (wie in Abb. 1.1 dargestellt).

Neben den GWAS-Ansätzen gibt es in der *Molekularen Psychologie* den bereits kurz erwähnten Kandidatengenansatz. Hier wird nicht das komplette Genom von Studienteilnehmern untersucht, sondern stattdessen fokussiert sich der/die Wissenschaftler/-in auf einen bestimmten Abschnitt auf dem Genom der Teilnehmer einer Studie. Woher wissen die Forscher aber vorher, welchen Abschnitt auf dem Genom sie auf der unfassbar großen DNA untersuchen sollten, um eine etwaige Assoziation mit einem psychischen Phänotyp sichtbar machen

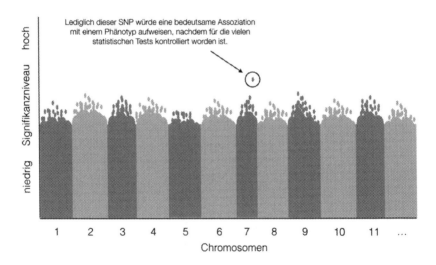

Abb. 1.1 Ergebnisse aus einer GWA-Studie werden gerne mit einem Manhattan-Plot abgebildet. Mit etwas Fantasie sieht das Ganze tatsächlich wie eine Skyline einer großen Stadt aus. Auf der X-Achse sind die untersuchten Chromosomen dargestellt (hier aus Platzgründen nur bis Chromosom 11) und jeder sichtbare Punkt von jedem „Hochhaus" stellt einen SNP dar. Hinter diesem Manhattan-Plot findet sich die statistische Testung von Tausenden von SNPs. Eine hohe statistische Bedeutsamkeit der einzelnen Tests (z. B.: Ist ein bestimmtes Allel eines SNPs mit mehr Neurotizismus in einer Population assoziiert?) würde mit einem höheren Signifikanzniveau einhergehen. Wie der umrandete SNP zeigt, müssen hohe statistische Schwellen überschritten werden, um einen bedeutsamen Effekt zu kennzeichnen

zu können? Hier verlassen sich die Wissenschaftler auf Vorstudien aus der Psychopharmakologie, die z. B. im Tier-, aber auch im Humanbereich durchgeführt worden sind.

Ein gutes Beispiel für diese Herangehensweise stellt eine Meilenstein-Studie der *Molekularen Psychologie* aus dem Jahr 1996 dar (Lesch et al. 1996). Hier untersuchte die Arbeitsgruppe um Klaus-Peter Lesch das Gen SLC6A4 (codiert für den Serotonin-Transporter) mit einem Fokus auf einen Polymorphismus namens 5-HTTLPR in der Promoterregion des Gens. Diese genetische Variante wurde im Kontext der Persönlichkeitseigenschaft Neurotizismus näher beleuchtet. Bei 5-HTTLPR handelt es sich um einen Polymorphismus, der funktionell Einfluss auf die mRNA-Expression des SLC6A4-Gens nimmt und somit bis zu einem gewissen Grad die Serotonintransporter-Menge in der Präsynapse erklären kann. Warum hat man sich das SLC6A4-Gen überhaupt näher angeschaut, um interindividuelle Differenzen in negativer Emotionalität wie Neurotizismus zu verstehen? Es war vor dieser Studie schon aus der Psychopharmakologie bekannt, dass ein wirksames Mittel bei der Behandlung von Depressionspatienten selektive Serotonin-Wiederaufnahme-Hemmer *(Selective-Serotonin-Reuptake-Inhibitors, SSRIs)* sind. Bei depressiven Patienten geht man in einigen Theorien davon aus, dass diese Personen an einem zu geringen Serotonin-Spiegel leiden und dies ursächlich mit der Depressionserkrankung im Zusammenhang stehen könnte (siehe auch die klassischen Studien um Marie Åsberg über Suizid und niedrige Serotonin-Spiegel; z. B. Träskman et al. 1981).[6] Durch eine längere Verabreichung von SSRIs werden bei den behandelten Patienten die Serotonin-Transporter an der Präsynapse blockiert und somit langsam der Serotonin-Mangel im synaptischen Spalt reduziert. Durch die pharmakologische Blockade der Serotonin-Transporter kann Serotonin nicht wieder in der Präsynapse aufgenommen werden. Zeitgleich wird Serotonin aber weiterhin in den Neuronen produziert und in den synaptischen Spalt ausgeschüttet. Dadurch erhöht sich der Serotonin-Spiegel. Der 5-HTTLPR auf dem SLC6A4-Gen beeinflusst von Natur aus, ob man von seinem genetischen Make-up aus betrachtet eher mehr oder weniger Serotonin-Transporter in der serotonergen Präsynapse in unterschiedlichen Hirnbereichen besitzt. Varnäs et al. (2004) konnten in ihrer Studie zeigen, dass Serotonin-Transporter besonders in limbischen Arealen des Gehirns zu finden sind.

---

[6]Mittlerweile geht man davon aus, dass wahrscheinlich andere Botenstoffe im Gehirn zentraler für ein besseres Verständnis von Depression sind. Es dauert sehr lange, bis SSRIs zu wirken beginnen. Daher ist Serotonin wohl eher weiter entfernt von den tatsächlichen molekularen Ursachen der Depression als andere Botenstoffe.

Aufgrund des hier dargestellten psychopharmakologischen Wissens wurde das Kandidatengen SLC6A4 in der Studie von Lesch et al. (1996) ausgewählt. Genauer wurde die Idee verfolgt, den Abschnitt auf der DNA zu untersuchen, der den Bauplan für die Struktur bereithält, an welcher Antidepressiva aus der Gruppe der SSRIs binden. Und tatsächlich zeigte sich in dieser Studie ein Zusammenhang zwischen der genetischen Variation in 5-HTTLPR mit Neurotizismus (siehe auch weitere Informationen in Canli und Lesch 2007). Außerdem ist die Arbeit von Sen et al. (2004) interessant, die darauf hindeutet, dass das eingesetzte Selbstreport-Inventar zur Messung von negativer Emotionalität zu einem gewissen Teil erklären kann, warum es inkonsistente Ergebnisse in der Literatur über den Zusammenhang zwischen dem 5-HTTLPR und negativer Emotionalität gibt.

Die Affective Neuroscience Personality Scales: eine Orientierung bei der Erforschung der molekularen Grundlagen von interindividuellen Differenzen in Emotionalität

2

Beim Kandidatengenansatz ist der Wissenschaftler stark auf Vorarbeiten anderer Forscher angewiesen, da beispielsweise im Tiermodell oder auch im Humanbereich durch psychopharmakologische Experimente nachgewiesen werden konnte, dass ein bestimmter Botenstoff mit einem bestimmten Verhalten im Zusammenhang steht. Als prominentes Beispiel wurde im vergangenen Kapitel angeführt, dass die Wirkung von SSRIs bei der Behandlung der Depressionserkrankung darauf hindeutet, dass Serotonin einen beteiligten Botenstoff bei der Erforschung der molekularen Ursachen der Depression darstellt. Nun lässt sich allerdings auch festhalten, dass das Ableiten von Botenstoffen von den gängigen psychiatrischen Medikamenten recht schnell an seine Grenzen stößt, da viele psychiatrische Störungsbilder mit ähnlichen Wirkstoffen behandelt werden und sowohl Serotonin als auch Dopamin nach wie vor einen hohen Stellenwert in der Erforschung zahlreicher Phänotypen in der Psychologie/Psychiatrie einnehmen (siehe z. B. die Übersichtsarbeit über Dopamin von Wise 2004). Möchte man in der *Molekularen Psychologie* einen Schritt weitergehen, um beispielsweise zu verstehen, welche komplexen molekularen Prozesse interindividuellen Differenzen in Persönlichkeitseigenschaften unterliegen, so stellte sich bis vor wenigen Jahren das Problem, dass einige der prominenten Persönlichkeitstheorien, wie z. B. die Großen Fünf der Persönlichkeit, keinen biologischen Unterbau besitzen. Damit stellen sie keine Hilfe dar, um theoretisch neue biologische Kandidaten ableiten zu können.

Das Modell der Großen Fünf der Persönlichkeit steht in der Tradition der Untersuchung der menschlichen Persönlichkeit vor dem Hintergrund eines lexikalischen Ansatzes. Hier haben Psychologen über eine statistische Auswertung der menschlichen Sprache fünf Faktoren extrahiert, mit welchen global die menschliche Persönlichkeit beschrieben werden kann (McCrae und John 1992).

© Springer Fachmedien Wiesbaden GmbH 2018
C. Montag, *Eine kurze Einführung in die Molekulare Psychologie,*
essentials, https://doi.org/10.1007/978-3-658-19634-9_2

Kurz lassen sich diese Dimensionen in dem Akronym OCEAN zusammenfassen: *O*penness to Experience (Offenheit für Erfahrung), *C*onscientiousness (Gewissenhaftigkeit), *E*xtraversion (Extraversion), *A*greeableness (Verträglichkeit) und *N*euroticism (Neurotizismus; nähere Erläuterung siehe in Montag, 2016). Die Logik hinter dem lexikalischen Ansatz lautet, dass sich Eigenschaften einer Person bzw. von Menschen auch in der menschlichen Sprache niederschlagen, da wir über Sprache kommunizieren und uns selber und auch andere charakterisieren (z. B. „Mein Freund ist sehr vertrauenswürdig"). Das Modell der Großen Fünf der Persönlichkeit gibt uns aber aufgrund seines lexikalischen Hintergrundes keine Ideen, welche Hirnareale bzw. darunter befindlichen molekularen Prozesse eine wichtige Rolle für die Persönlichkeitsausprägungen einer Person spielen könnten. An dieser Stelle kann ein neues Testverfahren etwas Abhilfe schaffen, welches vor dem Hintergrund zahlreicher empirischer Befunde aus den affektiven Neurowissenschaften *(Affective Neuroscience)* geschaffen worden ist. Hier handelt es sich um die *Affective Neuroscience Personality Scales* (ANPS), einen Fragebogen, der interindividuelle Differenzen in sechs Primäremotionen[1] misst, die im Folgenden näher erläutert werden. Der Fragebogen ist mittlerweile auch in deutscher Sprache erhältlich (Reuter et al. 2017). Der Zusammenhang zwischen Persönlichkeit und Emotionalität wird gleich erläutert.

Jaak Panksepp gilt als der Begründer der affektiven Neurowissenschaften (Panksepp 1998), also der Disziplin, die sich mit den neurowissenschaftlichen Grundlagen von Emotionen beschäftigt. Jaak Panksepps Lebenswerk besteht in der Kartierung der neuronalen Grundlagen von basalen Emotionen (Primäremotionen), die über die unterschiedlichen Säugetiere (inkl. Homo sapiens) konserviert worden sind. In den ältesten Bereichen unseres Gehirns, unserer menschlichen Natur, sind wir unseren engen Verwandten im Tierreich sehr ähnlich. Dies lässt sich auch in dem cartoonartigen Modell von Paul MacLean nachvollziehen (MacLean 1990), der drei Entwicklungsstufen bis hin zum menschlichen Säugetiergehirn ausgemacht hat. Zunächst teilen wir in den tiefsten Hirnarealen homologe Strukturen mit Reptilien und Säugetieren. Im Reptiliengehirn sind sehr basale Grundfunktionen verortet. Darunter fallen unter anderem neuronale Zellansammlungen, die vom Hirnstamm aus den Herzschlag regulieren und für die Atmung

---

[1]Wie sich im nächsten Abschnitt zeigt, geht Panksepp (1998) von sieben Primäremotionen aus. Der Fragebogen ANPS erfasst allerdings nicht interindividuelle Differenzen in der Primäremotion LUST aufgrund der Befürchtung, dass Tendenzen zur sozialen Erwünschtheit bei der Beantwortung von Items sexueller Natur die Fragebogenergebnisse verfälschen würden.

eine wichtige Rolle spielen. Zusätzlich finden sich archaische emotionale Schalt-kreise, die bei Aktivität mit Explorationsverhalten (SEEKING), aber auch Sexu-alverhalten (LUST) einhergehen. Im Säugetiergehirn finden sich emotionale Schaltkreise, die für komplexeres Sozialverhalten eine bedeutsame Rolle spielen. Darunter fallen ein genetisch verankerter Spieltrieb (PLAY) und fürsorgliches Verhalten (CARE). Als letzte wichtige Entwicklungsstufe wurde evolutionär ein großzügig ausfallender Kortex angelegt, der besonders aufgrund des ausgepräg-ten präfrontalen Kortex mit besonderen kognitiven Funktionen im Humanbereich einhergeht (Anmerkung: Säugetiere haben auch Kortizes). MacLeans Konzept ist aufgrund seiner Einfachheit und seines skizzenhaften Charakters häufig kritisiert worden und wird an dieser Stelle nur als einfache Lernhilfe zur Skizzierung des Gehirns verwendet (siehe für eine Übersicht über Kritik, aber auch die Bedeutung des Konzepts die Arbeit von Panksepp 2002).

Kommen wir auf das Reptilien- und Säugetiergehirn zurück: Hier konnte Jaak Panksepp durch elektrische Stimulationsstudien im Säugetiergehirn und auch mithilfe pharmakologischer Challenge-Tests (also der Verabreichung einer che-mischen Substanz) die neuroanatomischen und molekularen Grundlagen von sieben Primäremotionen herausarbeiten. Es handelt sich hier um die vier positi-ven Emotionen SEEKING, LUST, CARE und PLAY. Zusätzlich beobachtete er die drei negativen Emotionen FEAR, ANGER/RAGE und SADNESS. Die sieben Primäremotionen werden in Großbuchstaben geschrieben, um sie als Primäremo-tionen zu kennzeichnen und damit nicht mit ähnlich klingenden Termini in der Literatur zu verwechseln. Da Persönlichkeitseigenschaften im Kern auch durch interindividuelle Differenzen in Emotionalität (z. B. Ängstlichkeit bei Neurotizis-mus) gekennzeichnet sind, lässt sich ableiten, dass interindividuelle Differenzen in Emotionalität den phylogenetisch ältesten Teil der Persönlichkeit ausmachen könnten. So konnten Montag und Panksepp (2017a) auch nachweisen, dass mög-licherweise ein ausgeprägter Spieltrieb (PLAY) die Basis von Extraversion aus-macht oder ein ausgeprägtes SEEKING-System die Basis von Offenheit für Erfahrung. Dadurch ergibt sich nun eine Orientierungshilfe, um die molekularen Ursachen der Persönlichkeit zu untersuchen. Interessiert sich ein Wissenschaftler für die molekulare Erforschung der Extraversion, so könnte die molekulare Erfor-schung des Spieltriebs einen ersten Ansatz darstellen. Denn: Auf der einen Seite korrelieren PLAY und Extraversion positiv miteinander, auf der anderen Seite ist durch die Panksepp'schen Arbeiten bereits teilweise bekannt, welche Hirnareale im Säugetiergehirn stimuliert werden müssen, um Spielverhalten zu beobachten bzw. auch welche Moleküle das Spielverhalten modulieren. Beispielsweise konnte Jaak Panksepp zeigen, dass die Verabreichung von Opioiden das Spielverhalten von Ratten beeinflusst (Panksepp et al. 1981). Möchte man nun interindividuelle

Differenzen im menschlichen Spieltrieb verstehen, so würde man Gene und darauf befindliche Polymorphismen näher in Betracht ziehen, die mit dem opioiden System zusammenhängen (beispielsweise das Gen für den mu-Opioid-Rezeptor OPRM1, an dem das Opioid Endorphin bindet). Eine Übersicht über die Zusammenhänge zwischen den Großen Fünf (Big Five) der Persönlichkeit und den Primäremotionen ist in Abb. 2.1 zu finden (diese ist ursprünglich in Montag und Panksepp 2017a, b veröffentlicht worden). Zusätzlich sind den Primäremotionen zugrunde liegende Botenstoffe in Tab. 2.1 dargestellt.

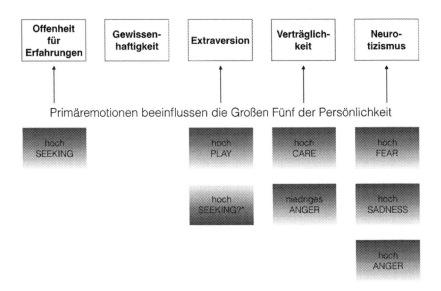

Abb. 2.1 Primäremotionen und deren Einfluss auf die „Großen Fünf (Big Five) der Persönlichkeit". Das mit * gekennzeichnete Kästchen ist eine Arbeitshypothese, die nur zum Teil durch eigene Daten gedeckt wurde. (siehe auch Diskussion in Montag und Panksepp 2017b)

Tab. 2.1 Eine Übersicht über Panksepps Primäremotionen und die zugrundliegende Neuroanatomie sowie Botenstoffe. (Siehe auch Montag und Panksepp 2016)

Panksepps Primäremotionen	Hirnanatomie, die den Primäremotionen unterliegt	Einige wichtige Neurotransmitter/Neuropeptidsysteme, die den Primäremotionen unterliegen
FEAR	Zentrale und laterale Amygdala bis hin zum medialen Hypothalamus und dorsalen Höhlengrau (PAG)	Glutamat (+), CRF (+), CCK (+), alpha-MSH (+)
RAGE	Mediale Amygdala hin zum Bed Nucleus der Stria Terminalis (BNST); medialer und perifornikaler Hypothalamus hin zum PAG	Substanz P (+), Ach (+), Glutamat (+)
PANIC/SADNESS	Anteriores Cingulum, BNST und präoptisches Areal, dorsomedialer Thalamus, PAG	Opioide (−), Oxytocin (−), Prolaktin (−), CRF (+), Glutamat (+)
SEEKING	Nucleus Accumbens hin zum ventralen tegmentalen Areal (VTA), mesolimbische und mesokortikale Outputs, lateraler Hypothalamus, PAG	Dopamin (+), Glutamat (+), Endogene Opioide (+), Neurotensin (+), Orexin (+)
CARE	Anteriores Cingulum, BNST, präoptisches Areal, VTA, PAG	Oxytocin (+), Prolaktin (+), Dopamin (+), Opioide (+/−)
LUST	Kortiko-mediale Amygdala, BNST, präoptischer Hypothalamus, ventromedialer Hypothalamus (VMH), PAG	Gonadale Steroide (+), Vasopressin (+ bei Männern), Oxytocin (+ bei Frauen), LH-RH (+)
PLAY	Dorso-mediales Diencephalon, Parafasciculares Areal, PAG	Endogene Opioide (+/−), Glutamat (+), Ach (+), Endocannabinoide

+ = exzitatorische Effekte/− = inhibitorische Effekte; DBI = Diazepam Binding Inhibitor, CRF = Corticotropin Releasing Hormone, CCK = Cholecystokinin, alpha-MSH = Alpha Melanocyte Stimulating Hormone, Ach = Acetylcholin, LH-RH = Luteinising Hormone Releasing Hormone (hier werden die englischsprachigen Begriffe präsentiert)
Alle Systeme werden von Glutamat in exzitatorischer Weise und von GABA in hemmender Weise kontrolliert. Zusätzlich beeinflussen die Botenstoff-Systeme Noradrenalin und Serotonin (aus dem Hirnstamm entspringende Systeme) alle Primäremotionen genauso wie Wach-/Erregungszustände, genauso wie Schlaf-/Entspannung

Monogenetische Erberkrankungen vs. polygenetisch beeinflusste Eigenschaften in der Molekularen Psychologie

3

Viele Menschen denken bei genetischen Studien an einen *genetischen Determinismus*. Hiermit ist gemeint, dass unser Schicksal durch das Genom vorbestimmt ist und wir keinen Einfluss auf das nehmen können, was uns ausmacht. Diese Sichtweise ist sehr limitiert und in der Psychologie sogar falsch. Auch wenn Eigenschaften wie Persönlichkeit und Intelligenz eine recht hohe Stabilität aufweisen (und dies auch für einen prominenten genetischen Einfluss spricht; siehe genaue Ausführungen in meinem Buch über Persönlichkeit, Montag 2016), so gibt es zweifelsohne einen bedeutsamen Einfluss der Umwelt auf das, was uns ausmacht. Anderenfalls würden Zwillingsstudien nicht zu dem Ergebnis kommen können, dass interindividuelle Differenzen in zahlreichen psychologischen Phänotypen sowohl durch Genetik als auch durch Umwelt beeinflusst werden (siehe Polderman et al. 2015). Diese Erkenntnis setzt sich in der breiten Bevölkerung allerdings erst nach und nach durch. Das Auftreten von monogenetisch vererbten Krankheitsbildern erschwert die Verbreitung dieser Erkenntnis.

In der Neurologie gibt es beispielsweise die schwere Bewegungsstörung *Chorea Huntington*, die im Volksmund auch als Veitstanz bekannt ist (Walker 2007). „Berühmt" geworden ist diese Erkrankung durch den amerikanischen Folk-Sänger Woody Guthrie, der unter dieser schlimmen Erkrankung gelitten hat und schließlich auch daran gestorben ist. In einem späten Stadium der Erkrankung können betroffene Patienten ihre Bewegungen nicht mehr willentlich koordinieren. Deswegen schaffen die Huntington-Patienten es beispielsweise ab einem gewissen Krankheitsgrad nur noch schwer, sich selber zu ernähren. Aufgrund der starken motorischen Bewegungen gelingt es den Patienten nicht, die Gabel zum Mund zu führen. Todesursache sind bei Chorea Huntington oftmals Atemstörungen oder Lungenentzündungen. Diese Erkrankung, die in der Regel zu einem früheren Tod führt, wird monogenetisch vererbt. Dies bedeutet, dass die Ausprägung eines Polymorphismus auf einem einzigen Gen (das HTT-Gen auf

C. Montag, *Eine kurze Einführung in die Molekulare Psychologie*, essentials, https://doi.org/10.1007/978-3-658-19634-9_3

Chromosom 4; codiert für das Protein *Huntingtin*) darüber entscheidet, ob eine Person die Erkrankung bekommt oder nicht (Andrew et al. 1993). Entsprechende Medikamente, die das Krankheitsbild entscheidend beeinflussen, oder Umwelteinflüsse, die den Krankheitsverlauf deutlich nach hinten herauszögern, sind leider bis jetzt (noch) nicht entdeckt worden. Kurzum, dies ist ein Beispiel dafür, dass eine einzige genetische Variante Vorhersagen darüber macht, ob eine Person die Erkrankung bekommt oder nicht. Interessanterweise lassen sich im Fall der Huntington'schen Krankheit anhand der Anzahl an Wiederholungen einer Basensequenz auch Vorhersagen machen, ob die Erkrankung eher früh im Leben oder eher spät ausbricht (es handelt sich bei dem krankheitsrelevanten Polymorphismus um einen VNTR; Brinkman et al. 1997). Die Huntington-Erkrankung ist ein Beispiel für eine monogenetische Erberkrankung. Hier ist also eine genetische Variante auf einem Gen für das Auftreten oder Nicht-Auftreten der Erkrankung von Bedeutung. Damit folgt die Vererbungslehre dieser Erkrankungen auch den Vererbungsgesetzen des Mönchs Gregor Mendel (1866), die er in Brünn/Tschechien an der Erbsenpflanze nachweisen konnte. Genau wie bei der Erkrankung Huntington konnte Mendel zeigen, dass das Tragen eines einzigen bestimmten Allels dafür verantwortlich ist, welche Blütenfarbe die Pflanze der Erbse trägt (dominanter vs. rezessiver Effekt). Bei Huntington spricht man deswegen auch von einem *autosomal-dominanten Erbgang*. Bereits an früherer Stelle wurde der Begriff *Autosom* eingeführt. Es handelt sich um alle Chromosomen jenseits der Geschlechtschromosomen. Dominant beschreibt, dass das Tragen einer einzelnen Genvariante zur Beobachtung eines Phänotyps – hier die Huntington'sche Krankheit oder die Farbe der Erbse – führt.

Bei psychologischen oder psychiatrischen Phänotypen ist die Situation häufig anders[1]. Dies wird durch folgendes einfaches Beispiel näher erläutert. Neben dem Fakt, dass Zwillingsstudien sowohl genetische als auch umweltbezogene Einflüsse auf interindividuelle Differenzen in Persönlichkeitseigenschaften oder Intelligenz belegt haben, hilft für ein weiteres Verständnis von *polygenetischen* Erbgängen, sich die Verteilung von Persönlichkeitseigenschaften wie beispielsweise Extraversion (Geselligkeit, Durchsetzungskraft, Lebendigkeit) in der Bevölkerung näher anzuschauen. Würde man einer großen Stichprobe aus der Bevölkerung ein Persönlichkeitsinventar zur Messung von Extraversion vorlegen, so würde in der

---

[1]Die aktuelle Diskussion um die Bedeutung von ultra-seltenen Genvarianten zeigt auch die Möglichkeit auf, dass einzelne genetische Varianten von größerer Bedeutung für komplexe Merkmale in der Psychologie/Psychiatrie sein könnten als man ursprünglich dachte (Schork et al. 2009).

Regel bei einer großen Stichprobe eine Normalverteilung für diese Eigenschaft zu beobachten sein. Genauer erläutert bedeutet dies, dass die meisten Menschen ein mittleres Maß an Extraversion aufweisen, wohingegen in den Extrembereichen eher wenige Personen anzutreffen sind (siehe auch Abb. 3.1, linke Seite).

Würde eine einzelne genetische Variante (monogenetischer Einfluss) ausreichend sein, um Extraversion zu erklären, so würden wir lediglich zwei Balken beobachten: eine Säule, die Personen mit hohen Werten auf Extraversion beschreibt, und eine Säule, die Personen mit niedrigen Werten auf Extraversion beschreibt (entweder man hat die eine genetische Ausprägung, oder man hat sie nicht bzw. die andere; siehe Abb. 3.1, rechte Seite). Durch viele Studien hat sich gezeigt, dass eine einzige genetische Variante zumeist weniger als 1 % der Varianz in einem polygenetischen Trait wie Persönlichkeit (z. B. Extraversion) erklärt. Dies zeigt, dass psychologische Phänotypen wie Persönlichkeit durch hunderte genetische Varianten beeinflusst werden, die wiederum von der Umwelt moduliert werden. Dies führt uns nun zum nächsten Kapitel. Dort gehe ich auf die Bedeutsamkeit von *Gen mal Umweltinteraktionseffekten* ein.

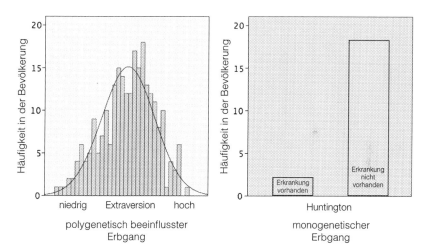

Abb. 3.1 Bei einem polygenetischen Erbgang beeinflussen viele genetische Varianten in einem komplexen Konzert mit der Umwelt psychische Variablen wie Persönlichkeit. Bei einem monogenetischen Erbgang beeinflusst eine einzelne genetische Variante, ob ein Merkmal hoch oder niedrig ausgeprägt ist, bzw. ob eine Krankheit zutage tritt oder nicht (die Häufigkeitsangaben auf der Y-Achse sind fiktiv)

Die Bedeutsamkeit von Gen mal Umweltinteraktionseffekten für ein besseres Verständnis unserer menschlichen Natur

4

Einen Meilenstein zum Verständnis der Entstehung von Depressionserkrankungen stellt eine Arbeit um die Gruppe von Avshalom Caspi aus dem Jahr 2003 dar. In dieser Arbeit wurde der bereits eingeführte Polymorphismus mit dem Namen 5-HTTLPR auf dem SLC6A4-Gen untersucht. Genauer ging es in dieser Arbeit darum, herauszuarbeiten, wie dieser Polymorphismus unter Berücksichtigung von Umweltvariablen die Vulnerabilität für Depressionserkrankungen beeinflusst. Würde man einer rein genetisch-deterministischen Sichtweise folgen (siehe Kap. 3), so könnte man der Auffassung unterliegen, dass das Tragen einer Risikogenvariante (hier die s[hort]- oder kurze Variante des 5-HTTLPR) irgendwann in dem Leben einer Person unausweichlich zum Ausbruch einer Depression führt. Da in der kaukasischen Bevölkerung die s-Variante (man spricht hier auch von dem s-Allel) recht häufig vorkommt (in Deutschland bzw. bei Europäern ca. 40 %, siehe Übersichtsarbeit von Esau et al. 2008), würde dies bedeuten, dass sehr viele Menschen in ihrem Leben in jedem Fall eine Depression bekommen müssten. Auch wenn psychiatrische Erkrankungen wie die Depression rund um den Globus ein großes Volksleiden darstellen, so führt eine Risikogenvariante wie das s-Allel des 5-HTTLPR auf dem SLC6A4-Gen nicht unausweichlich zu einer Depression. Der Arbeit um Caspi et al. (2003) ist es zu verdanken, dass bereits kurz nach der Jahrtausendwende deutlich wurde, dass die Kombination von einem genetischen Risiko und einem negativen Umwelteinfluss von Bedeutung ist, um das Depressionsrisiko besser vorhersagen zu können. Genauer zeigten Caspi et al. (2003), dass die Kombination aus Tragen des s-Allels und schlimmen Erfahrungen in der Kindheit wie sexuellem Missbrauch gemeinsam interaktionistisch die Depressionswahrscheinlichkeit im Erwachsenenalter deutlich erhöhte. Interessanterweise unterschieden sich Erwachsene dagegen kaum in ihrer Depressionswahrscheinlichkeit, wenn sie trotz unterschiedlichem genetischem Risiko keine

© Springer Fachmedien Wiesbaden GmbH 2018
C. Montag, *Eine kurze Einführung in die Molekulare Psychologie*,
essentials, https://doi.org/10.1007/978-3-658-19634-9_4

negativen Kindheitserfahrungen gemacht hatten. Diese Ergebnisse wurden zum Anlass genommen, diesen Zusammenhang erneut in zahlreichen anderen Studien zu untersuchen. Auch wenn es nicht jeder Studie gelungen ist, dieselben *Gen mal Umweltinteraktionseffekte* herauszuarbeiten, so zeigte sich doch in einer Meta-Analyse (Karg et al. 2011), dass die Berücksichtigung von *Gen mal Umweltvariablen* (in der Meta-Analyse der hier berichtete Zusammenhang zwischen 5-HTTLPR und Umwelt) auch bei der Untersuchung anderer Gene von großer Bedeutung für ein besseres Verständnis psychologischer und psychiatrischer Phänotypen ist. Eine etwas neuere Arbeit von Duncan und Keller (2011) hat sich dem Thema *Gen mal Umweltinteraktionseffekte* in der Psychiatrie über 5-HTTLPR hinausgehend gewidmet und weist auf Probleme im Feld hin, wie beispielsweise dass positiv ausfallende Replikationsstudien oft im Vergleich zu Nicht-Replikationen geringere Fallzahlen aufweisen. Zum Schluss dieses Kapitels möchte ich darauf hinweisen, dass neben Persönlichkeitseigenschaften, Intelligenz oder psychiatrischen Variablen auch andere wichtige psychologische Konstrukte wie romantische Beziehungen im Kontext von *Gen mal Umweltinteraktionen* untersucht werden (Whisman und South, 2017). In dem vorliegenden Kap. 4 wurde der Fokus bis jetzt nur auf eine mögliche Art der *Gen mal Umweltinteraktion* gelegt. In der Arbeit von Reiss et al. (2013) wird auch auf weitere Möglichkeiten eingegangen. Jenseits des oben genannten Beispiels (*Inherited Stress Sensitivity*, angeborene Vulnerabilität/Sensitivität gegenüber Stress) gibt es noch die Konzepte *Differential Susceptibility, Goodness of Fit* und *Social Enhancement*. Unter *Differential Susceptibility* versteht man, dass eine Person von seiner Genetik sowohl positiv auf einen positive Umwelt, als auch negativ auf eine negative Umwelt reagieren kann. Es geht hier im Gegensatz zu dem Konzept *Inherited Stress Sensitivity*, um die Auslenkung der *Gen mal Umweltinteraktionen* in beide Richtungen. Unter der Bedingung *Goodness of Fit* würde sich eine Person nur dann optimal entwickeln können, wenn das eigene Genom auf eine bestimmte Umwelt trifft (z. B. Kinder mit einem bestimmten genomischen Profil würden nur von einem bestimmten Erziehungsstil profitieren). *Social Enhancement* beschreibt die Förderung von Personen mit bestimmten genetischen Charakteristika, z. B. Förderung von Hochbegabten, die erst dann ihr Potenzial voll ausschöpfen können.

Eine Übersicht über wichtige Kandidatengene in der Molekularen Psychologie

5

Die Erforschung der molekulargenetischen Grundlagen der Persönlichkeit ist nun etwas älter als 20 Jahre. Mittlerweile sind viele Abschnitte auf dem Genom gesichtet worden, die zumindest mit interindividuellen Differenzen der Persönlichkeit im Zusammenhang stehen. Ob diese Genvariationen auch die echten kausalen Verursacher von Persönlichkeitsausprägungen darstellen, ist noch nicht final geklärt, da prinzipiell auch im *Linkage* vererbte Genvarianten die tatsächlichen Verursacher sein könnten. Unter *Linkage* (Kopplung) versteht man, dass näher beieinander liegende Genregionen eher miteinander vererbt werden als weit voneinander liegende Genregionen. Dadurch wäre es in dem vorliegenden Beispiel denkbar, dass in einer Studie eine Genvariante mit Persönlichkeit assoziiert worden ist, die in enger Nähe zu dem „wirklichen" Verursacher dieser Persönlichkeitseigenschaft steht.

Alle bereits identifizierten Gene und deren Polymorphismen von möglicher Relevanz für Persönlichkeit und/oder kognitive Funktionen vorzustellen, würde ein mehrbändiges Kompendium benötigen und ist an dieser Stelle nicht zielführend, weil es hier nur darum geht, einige zentrale Prinzipien der *Molekularen Psychologie* herauszuarbeiten. Deswegen möchte ich lediglich ein paar Klassiker aus der Literatur vorstellen, die auch heute noch gerne untersucht werden. Genvarianten, die besonders häufig in der *Molekularen Psychologie* erforscht werden, sind zumeist solche, bei denen auch eine Funktionalität nachgewiesen worden ist. Was es damit auf sich hat, wurde bereits in Kap. 6 in Band I näher erläutert. Zur Wiederholung: Es ist damit gemeint, dass bei funktionellen Polymorphismen bereits geklärt worden ist, ob und welche Folgen das Tragen eines bestimmten Genotyps bzw. einer bestimmten Allelausprägung auf die im Gehirn befindlichen biochemischen Prozesse hat. Für viele „Klassiker" in der Literatur, also stark beforschte Genpolymorphismen, ist genau dieser Nachweis erbracht worden. Ein gutes Beispiel hierfür ist der COMT-Val158Met-Polymorphismus, bei welchem

© Springer Fachmedien Wiesbaden GmbH 2018
C. Montag, *Eine kurze Einführung in die Molekulare Psychologie,*
essentials, https://doi.org/10.1007/978-3-658-19634-9_5

klar ist, dass das Tragen des G-Allels (Val-Allel) im Vergleich zu dem A-Allel (Met-Allel) mit einer höheren Aktivität des COMT-Enzyms einhergeht. COMT ist die Abkürzung für *Catechol-O-Methyltransferase* und stellt ein Enzym dar, welches von großer Bedeutung für den Abbau von Dopamin ist. Da Dopamin eines der am meisten beforschten Neurotransmitter-Systeme in der Psychologie und Psychiatrie darstellt, überrascht es auch nicht, dass zahlreiche weitere Stellglieder, die Einfluss auf das dopaminerge System nehmen, besonders stark molekulargenetisch erforscht werden. So werden genauso gerne die Gene und darauf befindliche Polymorphismen untersucht, die für die unterschiedlichen Dopamin-Rezeptoren (D_1–D_5) oder für den Dopamintransporter (DAT) codieren. Es werden auch Gene für Studien herangezogen, die für die Umwandlung von Tyrosin (dem Precursor-/Vorläufer-Molekül) zu Dopamin eine wichtige Rolle spielen. Wenn Forscher sich „nur" mit Genen beschäftigen, die für ein Verständnis der dopaminergen Neurotransmission verantwortlich sind, so ergibt sich schon aus dieser noch eher übersichtlich wirkenden Fragestellung eine große Aufgabe.

Um das Prinzip noch etwas einfacher darzustellen, habe ich in Abb. 5.1 eine Synapse, also Kontaktstelle zwischen zwei Nervenzellen (Neuronen) abgebildet. Wie sich in der Abbildung zeigt, werden chemische Botenstoffe, hier Dopamin, aus den Vesikeln des präsynaptischen Neurons in den synaptischen Spalt ausgeschüttet. Das frei werdende Dopamin kann nun entweder durch den Dopamintransporter in der Präsynapse wieder aufgenommen werden *(Reuptake),* durch das dargestellte COMT-Enzym deaktiviert werden oder an einem Dopaminrezeptor am postsynaptischen Neuron binden. So genannte D_1- und D_2-Rezeptoren, an denen Dopamin im Schlüssel-Schloss-Prinzip binden kann, sind exemplarisch an der Postsynapse dargestellt. Auf die D_3- bis D_5-Rezeptoren gehe ich nicht näher ein, da diese vergleichsweise selten vorkommen. Wenn genügend Rezeptoren an der Postsynapse durch Dopamin belegt werden, wird ein Aktionspotenzial ausgelöst, welches durch die nachgelagerte Nervenzelle wandert und dort wiederum den Ausstoß von Botenstoffen und die Kommunikation mit anderen Nervenzellen einleitet. Der Bauplan für alle genannten dopaminergen Einheiten wird durch unterschiedliche Gene codiert, die von Wissenschaftlern im Hinblick auf genetische Varianten untersucht werden können. Interessiert sich ein Wissenschaftler also „nur" für die molekulargenetischen Grundlagen von Emotionalität mit einem Fokus auf Dopamin, so gibt es bereits einiges zu tun!

Ich bin in diesem Kapitel bei Ausführungen stehen geblieben, in denen ich formulierte, dass oftmals „nur" der Einfluss einer einzelnen genetischen Variante

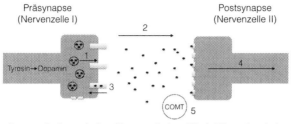

Synapse: Kontaktstelle zwischen zwei Nervenzellen
und Dopamin als zentraler Botenstoff

Präsynapse   Postsynapse
(Nervenzelle I)   (Nervenzelle II)

Kommunikation zwischen Nervenzelle I und II wird über chemische
Botenstoffe sichergestellt, innerhalb der Nervenzelle I und II läuft
die Kommunikation elektrisch ab.

Abb. 5.1 Die Kommunikation zwischen zwei Nervenzellen ist abgebildet. Die linke Nervenzelle bildet über eine Umwandlung von Tyrosin den Botenstoff Dopamin, der über Vesikel in den synaptischen Spalt ausgeschüttet wird (1). Tyrosin kann übrigens über die Nahrung aufgenommen werden. Dopamin „schwimmt" dann zur gegenüberliegenden Seite des synaptischen Spaltes (2) und kann dort an den Dopaminrezeptoren (z. B. D1 und D2) binden und bei entsprechender Okkupierung (Besetzung) der Rezeptoren der Postsynapse ein Aktionspotential auslösen (4). Dopamin kann aber auch über den Dopamintransporter in die Präsynapse zurückgeführt werden (3) oder von COMT abgebaut werden (5). Nicht gezeigt wird, dass Dopamin auch durch das Enzym MAO-B abgebaut werden kann oder aus dem synaptischen Spalt einfach wegdiffundiert. Es gibt auch nicht dargestellte Rezeptoren an der Präsynapse. Theoretisch ist für molekulargenetisch interessierte Psychologen jedes Gen von Interesse, welches für Elemente der dopaminergen Kommunikation zwischen beiden Nervenzellen codiert

exklusiv auf einen psychologischen Phänotyp untersucht wird. Naturgemäß ist die Entschlüsselung der molekulargenetischen Variablen von komplexen psychischen Variablen inkl. menschlichen Verhaltens so kompliziert, dass viele genetische Varianten in dynamischer Interaktion untereinander untersucht werden müssen. Kompliziert wird das Ganze dadurch, dass Gene nicht isoliert wirken, sondern deren Aktivität sowohl durch die Umwelt beeinflusst wird (siehe auch das Kap. 6 über *Epigenetik*) als auch dadurch, dass Gene miteinander interagieren können *(Epistasis)*. Von Interesse ist übrigens nicht nur das Zusammenwirken von Genen desselben Botenstoff-Systems (das wäre „pathway-based" – Pfad-basiert; z. B. nur dopaminerge Gene), sondern auch und besonders die Interaktion zwischen unterschiedlichen Botenstoff-Systemen. So haben wir in der eigenen Arbeitsgruppe beispielsweise Interaktionen zwischen dem dopaminergen System in Form eines Polymorphismus, welcher Einfluss auf die D_2-Rezeptor-Dichte nimmt, und dem BDNF-Val66Met-Polymorphismus auf Persönlichkeit untersucht (Montag et al. 2010). Das BDNF-Gen codiert für den sogenannten *Brain Derived Neurotrophic Factor* (BDNF), ein wichtiges Protein, welches eine entscheidende Rolle für die Neuroplastizität einer Nervenzelle spielt. Damit ist gemeint, dass sich die Ausschüttung des Neuropeptids BDNF auf die Nervenzelle ähnlich wie das Gießen von Blumen mit Wasser auswirkt (das Ganze ist natürlich komplexer, siehe Lu et al. 2005). Die Zelle kann unter dem Einfluss von BDNF besser gedeihen und besser mit anderen Nervenzellen kommunizieren (Groves 2007). Der genannte Polymorphismus wird ähnlich wie der COMT-Val158Met-Polymorphismus sehr gerne untersucht, weil auch hier die Funktionalität der genetischen Variante bekannt ist. Träger des G-Allels (Valin) zeigen eine höhere aktivitätsabhängige BDNF-Aktivität, d. h., die Gießkanne scheint es ein wenig besser als beim Tragen des A-Allels (Methionin) zu schaffen, die Neuronen zu „bewässern". Tatsächlich kam in unserer Studie heraus, dass eine spezifische Konstellation von Genotypen unter Berücksichtigung beider Polymorphismen Personengruppen mit hohen oder niedrigen Ängstlichkeitswerten vorhersagen konnte. Und so könnte man die Liste mit Beispielen sehr lange fortsetzen.

In den letzten Jahren ist interessanterweise der Fokus in der molekulargenetischen Erforschung der Persönlichkeit und menschlichen Verhaltens von einem reinen Studium der Monoamine (z. B. Dopamin, Noradrenalin, Adrenalin und Serotonin) auch auf das Studium von Neuropeptiden wie Oxytocin und Vasopressin gefallen. Aus vielen Tierstudien und mittlerweile auch besonders durch Studien am Menschen ist deutlich geworden, dass die im Aufbau sehr ähnlichen Peptide wichtige Funktionen für das Sozialverhalten von Menschen haben (Ebstein et al. 2012; Montag und Reuter 2014). Eine Liste mit einigen Klassikern aus der *Molekularen Psychologie* ist in Tab. 5.1 abgebildet.

Tab. 5.1 Molekulargenetische Assoziationsstudien mit Persönlichkeit (einige Beispiele, adaptiert und erweitert nach Montag 2016)

Gene	Ort auf dem Genom	Persönlichkeitseigenschaft
BDNF	11p13	Harm Avoidance, Neurotizismus (Montag 2014)
CADM2	3p12.1	u. a. riskantes Verhalten, Ängstlichkeit (Facette von Neurotizismus) in der Studie von Boutwell et al. (2017) als Replikationsstudie von Okbay et al. (2016)
COMT	22q11.21	Interindividuelle Differenzen in negativer Emotionalität, ebenfalls z. B. Neurotizismus (Montag et al. 2012a)
DAT	5p15.3	Reward Dependence (Samochowiec et al. 2001)
DBH	9q34.2	Reward Dependence (Plieger et al. 2017)
DRD1	5q35.2	Sensation Seeking (Limosin et al. 2003)
DRD2/ANKK1	11q23	Extraversion (Smillie et al. 2010)
DRD3	3q13.3	Machiavellismus (Montag et al. 2015)
DRD4	11p15.5	Novelty Seeking (Okuyama et al. 2000)
MAO-A	Xp11.3	Impulsivität (Passamonti et al. 2006)
MSRA	8p23.1	u. a. Neurotizismus, Extraversion und Regelbefolgen (Compliance als Facette von Verträglichkeit) in der Studie von Boutwell et al. (2017) als Replikationsstudie von Okbay et al. (2016)
OXTR	3p25	Prosoziale Fähigkeiten wie Empathie (Montag und Reuter 2014), autistische Eigenschaften (Montag et al. 2017)
SLC6A4	17q11.2	Neurotizismus (Lesch et al. 1996)
TPH2	12q21.1	Harm Avoidance (Reuter et al. 2007)

BDNF: Brain Derived Neurotrophic Factor, COMT: Catechol-O-Methyltransferase, DAT: Dopamintransporter, DBH: Dopamin-Beta-Hydroxylase, DRD1–4: Dopamine Rezeptor 1–4 (ANNK1: Ankyrin repeat and kinase domain containing 1), MAO-A: Monoaminooxidase-A, OXTR: Oxytocin-Rezeptor, SLC6A4: codiert für den Serotonintransporter, TPH2: Tryptophan-Hydroxylase 2.

Umwelteffekte auf molekularer Ebene verorten: das Studium des Epigenoms

6

In dieser kurzen Einführung beschäftigen wir uns ebenfalls mit dem immer wichtiger werdenden Bereich der Epigenetik in der psychologischen Forschung. Am besten lässt sich Epigenetik oder die Forschung am Epigenom verstehen, wenn das Wort aus der griechischen Sprache hergeleitet wird. Der Begriff *Epi-* steht für „über", d. h. in unserem Fall über dem genetischen Code.[1] Damit ist auch schon klar, dass beim Studium des Epigenoms nicht der genetische Code selber Fokus des Studiums ist, sondern die Schicht *über* dem genetischen Code. Das Feld der Epigenetik ist mittlerweile sehr groß geworden, und in dieser kurzen Einführung können wir uns nur einen kleinen Teilbereich anschauen. Ein zentraler Fokus der Epigenetik in der Hirnforschung bezieht sich aktuell darauf, Unterschiede in sogenannten Methylierungsmustern (besonders über Promoterregionen) bzw. Histonmodifikationen zu verstehen. Kurz gesagt muss man sich erneut vorstellen, dass der komplette genetische Code (ca. drei Milliarden Basen) in jedem Zellkern der Zellen im menschlichen Körper vorhanden ist. Diese unfassbar große Menge an Informationen bedeutet auch, dass nicht das komplette Erbgut zu jeder Zeit ablesbar ist. Die einzelnen Zellen haben je nach Ort in unserem Körper unterschiedliche Funktionen. Daher muss je nach Bedarf in unserem Körper ein entsprechender Abschnitt auf dem Genom geöffnet werden können, um die Information eines bestimmten Gens verfügbar zu machen. Dies kann bedeuten, dass beispielsweise in der Promoterregion eines Gens die Genexpression durch den Methylierungsgrad verändert wird oder dass Informationen des Erbguts über das Entwickeln/Aufwickeln der DNA um Histonmoleküle bereitgestellt oder eben auch nicht bereitgestellt werden (Toyokawa et al. 2012). Bei der Histonmodifikation spricht man auch von Acetylisierungsprozessen, die zur Öffnung des Genoms führen.

---

[1]Eine kurze Geschichte der Epigenetik findet sich in Deans und Maggert (2015).

© Springer Fachmedien Wiesbaden GmbH 2018
C. Montag, *Eine kurze Einführung in die Molekulare Psychologie,*
essentials, https://doi.org/10.1007/978-3-658-19634-9_6

Spricht man von einem methylierten Zustand des Genoms, so handelt es sich um den eher geschlossenen Zustand eines Gens. Das heißt, das Gen ist nicht oder so gut wie nicht (also wenig) aktiviert. Der stark geschlossene Zustand eines Gens in der Promoterregion wird auch als hypermethyliert bezeichnet. Bei einer geringen Form der Schließung spricht man dagegen von einer Hypomethylierung. Auf biochemischer Ebene beschreibt die DNA-Methylierung die Modifikation der DNA durch das Anhängen einer Methylgruppe (CH_3) an die 5-Carbon-Position des Cytosin-Rings (siehe auch Abb. 6.1). Hypermethylierte (stark methylierte) Gene sind also geschlossen. Dieser dichte Verschluss verhindert, dass Transkriptionsfaktoren binden und dadurch die Genexpression erhöhen können. Der Begriff Transkriptionsfaktor lässt sich besser verstehen, wenn wir uns daran erinnern, dass der Prozess des „Abschreibens/Umschreibens" der genomischen Information im Zellkern *Transkription* genannt wird (lat. transcribere: umschreiben). Transkriptionsfaktoren leiten die Transkription an der DNA im Zellkern ein. Zusammenfassend lässt sich also an dieser Stelle festhalten, dass die Epigenetik sich mit Prozessen der Chromosomenveränderungen (Öffnung und Schließen des Genoms) beschäftigt, ohne dabei aber den genetischen Code selber zu berühren.

Von Bedeutung ist in der epigenetischen Forschung die Unterscheidung zwischen *epigenetischer Vererbung* und *epigenetischer Prägung*. Epigenetische Vererbung würde bedeuten, dass eine Giraffe deswegen einen langen Hals hat, weil sie täglich die Halsmuskulatur bemüht/trainiert, um an Blätter in hohen Bäumen

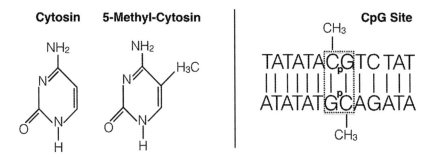

Abb. 6.1 In der Abbildung sind zentrale Methylierungsprinzipien der Epigenetik abgebildet. DNA-Methylierung geschieht durch das Anhängen einer CH_3-Gruppe (Methylgruppe) am Kohlenstoffatom 5 des Cytosin-Rings (linke Seite). Die Methylierung kann nur beobachtet werden, wenn auf die Base Cytosin eine Base Guanin folgt. Man spricht in diesem Kontext auch von einer *CpG Site*, weil die Cytosin- und die Guanin-Base durch ein Phosphat-Molekül zusammengehalten werden (rechte Seite)

heranzukommen. Diese tägliche Trainingserfahrung würde dann an die nachfolgenden Generationen vererbt werden, sodass Giraffen als Folge des „Halstrainings" über mehrere Generationen immer längere Hälse bekommen. Dieser Prozess der *epigenetischen Vererbung* wurde von Jean-Baptiste de Lamarck vorgeschlagen, stellte sich aber als falsch heraus. Richtigerweise hat sich stattdessen Charles Darwins Konzept *Survival of the Fittest* durchgesetzt. Diese Theorie besagt, dass Giraffen lange Hälse haben, weil langhalsige Giraffen (im Sinne eines genetisch beeinflussten Merkmals) mehr Nahrung bekommen und somit auch mehr Nachwuchs zeugen können. Dadurch setzt sich der lange Hals dann in der Population der Giraffen durch (bzw. die darunter befindlichen genetischen Varianten). Obwohl Charles Darwin mit seiner Erklärung Recht bekommen hat, wird Lamarck durch die Epigenetik heute ein wenig rehabilitiert. So hat sich gezeigt, dass *epigenetische Vererbung* bei Pflanzen möglich zu sein scheint, d. h., in diesem Fall wird beispielsweise die Farbe einer Pflanze ohne Änderung des genetischen Codes an die nachfolgenden Generationen vererbt. Das Epigenom wird bei Pflanzen z. B. durch Temperaturänderungen moduliert (siehe Übersichtsarbeit von Youngson and Whitelaw 2008, S. 235–236; Feil und Fraga 2012). Die *epigenetische Vererbung* beim Menschen ist, Stand heute, dagegen eher fraglich: „Many, perhaps most, of these effects are not the result of the direct transfer of information via the gametes" (Youngson and Whitelaw 2008, S. 250). Besonders bei Homo sapiens findet nach aktuellem Wissensstand (eher) keine *epigenetische Vererbung* statt, aber trotzdem kann eine Stresserfahrung der Mutter sich bereits im Uterus des Kindes, also pränatal, auf das Epigenom des ungeborenen Kindes auswirken. Hier sprechen wir dann von *epigenetischer Prägung,* nicht aber von Umwelterfahrungen, die im Epigenom über viele Generationen weitervererbt werden. „Thus, although much attention has been drawn to the potential implications of transgenerational inheritance for human health, so far there is little support" (Heard and Martienssen 2014, S. 106). Zu einer ähnlichen Einschätzung kommt Karin Michels in einer einfach zu lesenden Kurzübersicht (Michels 2017).

Methylierungsmuster auf dem Genom lassen sich gut an sogenannten CpG-Lokalitäten untersuchen, die wiederum gehäuft in der Promoterregion eines Gens zu finden sind. CpG bedeutet im Übrigen *Cytosin-Phosphat-Guanin,* und wenn eine besondere hohe Häufung von CpG-Lokalitäten (im englischen „sites") auf dem Genom zu beobachten ist, spricht man auch von *CpG-Inseln* (siehe rechte Seite der Abb. 6.1). Diese Inseln machen ca. 1 % unseres Genoms aus. Um die prozentuale CpG-Methylierung erfassen zu können, wird die DNA im Labor mit Bisulfit behandelt. Bisulfit stellt ein Natrium-Salz der schwefligen Säure dar und ist auch als Natriumhydrogensulfit bekannt. Durch die Bisulfit-Behandlung wird die hypomethylierte Base Cytosin (C) in Uracil (U) konvertiert. Für den Fall, dass

Cytosin (hyper-)methyliert ist, wird Cytosin nicht in Uracil umgewandelt. Dies kann beispielsweise durch eine anschließende Sequenzierung „sichtbar" gemacht werden. Klassischerweise wird die relevante Region einmal unbehandelt und einmal nach der Bisulfitbehandlung sequenziert. Der Vergleich dieser beiden Sequenzen ermöglicht dann einen Einblick in den Methylierungsstatus dieses Bereiches.

Zu Illustrationszwecken eines möglichen epigenetischen Effektes führe ich ein fiktives Beispiel an (die epigenetische Forschung nimmt unter anderem aufgrund der hohen Kosten in der Molekularen Psychologie erst langsam Fahrt auf): In einer Stichprobe von Probanden könnte sich passend zur Theorie von Jaak Panksepp zeigen (siehe Kap. 2), dass ein Zusammenhang zwischen dem Methylierungsgrad von CpG Sites auf dem Oxytocin-Gen (OXT-Gen) und selbstberichteter Angst und Traurigkeit zu beobachten ist. Nun könnte man als Wissenschaftler testen wollen, ob eine positive Korrelation zwischen FEAR (also hier Ängstlichkeit) und der Methylierungsstärke von CpG-Lokalitäten auf dem OXT-Gen zu beobachten sei.[2] Vielleicht ergäbe sich auch ein ähnliches Bild zwischen selbstberichteter SADNESS (Traurigkeit) und der Methylierung dieser untersuchten CpG-Lokalitäten auf dem OXT-Gen. In anderen Worten, man würde Folgendes erwarten: Je geschlossener das OXT-Gen ist, desto höher sollte bei den Depressionspatienten die ausgeprägte Tendenz zu Angst und Traurigkeit ausfallen. Dies würde gut zu der Panksepp'schen Theorie passen, da diese besagt, dass Oxytocin die Aktivität der neuronalen Schaltkreise, die Angst und Traurigkeit unterliegen, reduziert (z. B. Kirsch et al. 2005; Panksepp 1992). Bei Personen, die ein höheres Maß an Angst und Traurigkeit berichten, sollte dementsprechend das Gen für Oxytocin weniger abgelesen werden. Scantamburlo et al. (2007) konnten in ihrer Studie zeigen, dass höhere Oxytocin-Spiegel im Plasma mit niedrigerer Ängstlichkeit und Depression assoziiert sind (siehe auch die nicht passenden Ergebnisse von Turner et al. 2002). Das OXT-Gen ist bis jetzt leider wenig untersucht worden und es ist noch unklar, ob das

---

[2]Es gibt unterschiedliche Möglichkeiten, die Analysen von CpG-Lokalitäten zu berichten. Manche Wissenschaftler entscheiden sich, berechnete Mittelwerte über mehrere CpG-Lokalitäten einer Promoterregion anzugeben (z. B. Haas et al. 2016). Damit wird dann die Methylierungsstärke über einen größeren Abschnitt der Promoterregion dargestellt. Andere berichten auch die Werte einzelner CpG-Lokalitäten (z. B. Palma-Gudiel et al. 2015). Zusätzlich wird stark diskutiert, welches Gewebe man untersucht, um epigenetische Mechanismen für eine bestimmte Fragestellung zu beleuchten (z. B. Davies et al. 2012; Kumsta et al. 2013). So stellt sich die Frage, inwieweit z. B. Methylierungsmuster in Wangenepithelzellen auch Einblicke in Methylierungsmuster in Nervenzellen des Gehirns widerspiegeln (gibt es dort einen Zusammenhang?).

oben genannte Gedankenbeispiel zutreffend ist. Allerdings konnten Haas et al. (2016) bei der epigenetischen Untersuchung des OXT-Gens und des Sozialverhaltens Ergebnisse in eine ähnliche Richtung beobachten: Personen mit geringerer OXT-Gen-Methylierung waren im Vergleich zu Personen mit höherer OXT-Gen-Methylierung mit einem höheren sicheren Bindungsverhalten und besserer Emotionserkennungsleistung assoziiert. Für eine Übersicht über weitere aktuelle Befunde in der Psychiatrie siehe auch Toyokawa et al. (2012).

Genetic Imaging: Verorten molekulargenetischer Mechanismen im menschlichen Gehirn – ein Fokus auf die Magnetresonanztomographie

Eine der zentralen Methoden in den humanen Neurowissenschaften stellt ohne Zweifel die Magnetresonanztomographie (kurz MRT) dar. Mittlerweile ist die MRT-Forschung aufgrund ihrer Vielseitigkeit in unterschiedliche Teilbereiche aufgegliedert worden. Grob unterscheidet man zwischen struktureller und funktioneller MRT (siehe auch Abb. 7.1).

Während bei dem strukturellen MRT (sMRT) das Gehirn strukturell-neuroanatomisch vermessen wird, geht es beim funktionellen MRT (fMRT) darum, das Gehirn bei der Arbeit direkt zu beobachten. Sowohl sMRT als auch fMRT lassen sich in weitere Unterkategorien unterscheiden. Beim strukturellen MRT kann man beispielsweise mit einer so genannten Voxel-basierten Morphometrie (VBM) das Volumen des Gehirns berechnen. Dabei gilt es nicht nur das Gesamtvolumen des Gehirns einer Person zu erfassen, sondern auch darum, herauszubekommen, wie groß oder klein bestimmte Hirnareale wie beispielsweise die Amygdala (=Mandelkerne) ausfallen. Eine weitere wichtige Methode der sMRT-Bildgebung stellt die Diffusion-Tensor-Bildgebung (DTI) dar. Während VBM besonders gut geeignet ist, um Unterschiede zwischen Menschen im Hinblick auf die Volumen grauer Substanz herauszuarbeiten (also vor allen Dingen die Soma/Körper der Nervenzellen), eignet sich die DTI-Bildgebung gut dafür, die Architektur der weißen Fasertrakte von Nervenzellen darzustellen. Damit lässt sich unter anderem abbilden, wie Hirnareale über Axone miteinander verkabelt sind. Besonders untersucht man mit diesem Verfahren aber auch die Integrität der weißen Fasertraktarchitektur (Montag et al. 2012b). Wie das Wort sMRT schon sagt, erfahren wir bei dem Studium dieser Hirn-Daten nichts über die Funktionalität der Gehirne der Probanden. Lediglich werden Informationen über die Struktur der Gehirne generiert. Dies kann zweifelsohne schon sehr interessant sein. In den letzten Jahren konnte man auf diese Art und Weise nachweisen, dass bestimmte Persönlichkeitseigenschaften

© Springer Fachmedien Wiesbaden GmbH 2018
C. Montag, *Eine kurze Einführung in die Molekulare Psychologie,*
essentials, https://doi.org/10.1007/978-3-658-19634-9_7

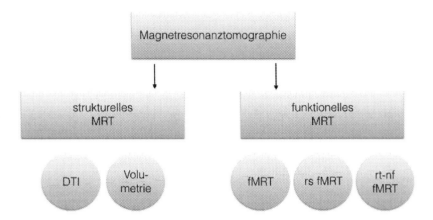

Abb. 7.1 Unterschiedliche Formen der Magnetresonanztomographie, die im Text näher beschrieben werden

mit bestimmten Hirnvolumina assoziiert sind. Allerdings ist das Feld hier im Hinblick auf die Ergebnisse auch recht heterogen (siehe Übersicht von Montag et al. 2013 oder eine Arbeit von Liu et al. 2013). Es lässt sich also festhalten, dass man aufgrund der sMRT-Daten keine Einzelfalldiagnostik im Kontext gängiger psychologischer Fragestellungen durchführen kann. Es gelingt also nicht, vorherzusagen, ob eine einzelne Person aufgrund einer höheren Volumengröße des Gehirns besonders extravertiert ist. Mit großen Fallzahlen lassen sich nur Wahrscheinlichkeiten ausrechnen, d. h., ein solcher Zusammenhang wäre nur etwas wahrscheinlicher.

Die andere wichtige Form des MRTs ist das funktionelle MRT. Hier untersucht man, wie das Gehirn tatsächlich arbeitet. Auch hier werden mehrere Unterformen voneinander unterschieden. Die wohl bekannteste Variante ist die aufgabenbasierte fMRT-Variante. Hier liegen Probanden im Scanner und gehen einer Aufgabe nach. Dies kann das Lösen einer Mathematikaufgabe sein, das Betrachten von positiven Bildern (um zum Beispiel positive Emotionen auszulösen) oder das Hören der eigenen Lieblingsmusik. Wie funktioniert die fMRT-Methode? Basis des Modells ist die Annahme, dass Hirnareale, die bei der Bearbeitung einer bestimmten Aufgabe im Scanner mehr als andere Hirnareale gebraucht werden, auch stärker mit Sauerstoff versorgt werden. Im Prinzip wird also mithilfe komplexer physikalischer Prozesse bei der fMRT der Sauerstoffverbrauch im Gehirn dargestellt. Die statistischen Hirn-Karten, die viele Leser aus populärwissenschaftlichen Artikeln oder sogar aus Fachzeitschriften kennen, stellen statistisch herausgearbeitete Unterschiede in Aktivitätsmustern über viele Personen dar. Dies kann z. B. bedeuten, dass mehr

Aktivität im Nucleus Accumbens von Probanden gezeigt wird, wenn Schokolade im Vergleich zu einem Salatblatt gezeigt wird. Der Nucleus Accumbens ist ein zentrales Hirnareal des Belohnungssystems unseres Gehirns. Neben der aufgabenbasierten fMRT-Methode gibt es noch die „resting state fMRT" (rs fMRT)-Methode und – seit wenigen Jahren – das real-time neurofeedback fMRT (rt-nf fMRT). Bei der „resting state fMRT"-Methode liegt der Proband im Scanner und denkt an nichts Besonderes, geht also keiner Aufgabe nach. Durch diese Methode können Ruhenetzwerke des Gehirns ausgearbeitet werden. Es wird also gezeigt, wie das Gehirn arbeitet, wenn es nur mit sich selber beschäftigt ist bzw. wie im Ruhezustand unterschiedliche Hirnareale miteinander arbeiten. Auch diese Ruhenetzwerke sind bereits mit zahlreichen psychologischen Phänotypen wie Persönlichkeit oder Arbeitsgedächtnis assoziiert worden (z. B. Markett et al. 2013, 2014). Beim rt-nf fMRT wird dem Probanden fast in Echtzeit die Aktivität seines eigenen Hirnareals visuell im Scanner präsentiert. Dies geschieht wie beim aufgabenbasierten fMRT über eine Videobrille oder einen Spiegel, der als Bildschirm funktioniert (über diesen Spiegel werden Bilder projiziert). Dabei bekommt der Teilnehmer der Studie die Aufgabe, mit Gedankenanstrengung genau die Aktivität dieses Areals zu beeinflussen – z. B. herunterzuregulieren („den Balken, der die Aktivität des Hirnareals zeigt, herunterzuregulieren"). Was wie Science Fiction klingt, funktioniert bereits. Menschen lernen in diesen Experimenten tatsächlich die Hirnaktivität in bestimmten Bereichen zu beeinflussen (z. B. Becker und Montag 2017; Sulzer et al. 2013). Diese Effekte sind nach neuesten Erkenntnissen sogar im Alltag anwendbar und haben therapeutischen Nutzen. Denke man doch nur an einen Patienten mit einer Angsterkrankung, der nun durch Willenskraft seine „Alarmanlage" im Gehirn ein wenig mehr in den Griff bekommt (Stoeckel et al. 2014).

Nach der kurzen Einführung in die unterschiedlichen MRT-Methoden wird aber auch deutlich, dass MRT-Verfahren uns alleine nichts über die molekularen Mechanismen im Gehirn verraten. Lediglich können wir durch Vorwissen indirekte Annahmen treffen, die wie folgt lauten könnten: In einer fMRT-Studie wird beobachtet, dass beim Hören des Lieblingssongs das ventrale Striatum verstärkt aktiviert wird (Montag et al. 2011). Da wir aus Tier- und Humanstudien wissen, dass dieses Hirnareal stark durch Dopamin innerviert ist, wissen wir durch die Bildgebungsergebnisse indirekt, dass Dopamin beim Hören des Lieblingssongs eine gewisse Rolle spielt. Um das Bildgebungssignal tatsächlich um eine molekulare Perspektive zu erweitern, kombinieren einige Wissenschaftler gerne molekulargenetische Informationen mit Daten, die aus einem MRT-Experiment oder aber auch einem EEG-Experiment gewonnen werden (eine Kurzerklärung des EEGs findet sich im Glossar). Genauer ausgedrückt geben Teilnehmer vor dem MRT-Experiment eine Genprobe ab, sodass genomische Informationen über bestimmte

Polymorphismen gewonnen werden, deren Einfluss auf die Hirnstruktur/-aktivität statistisch getestet wird. Wenn in einem solchen Experiment herauskommt, dass eine genetische Variante des dopaminergen Systems die Aktivität des Nucleus Accumbens (Bestandteil des ventralen Striatums) beim Hören von Musik beeinflusst, hätte man einen Nachweis darüber erbracht, dass Dopamin mit großer Wahrscheinlichkeit für die untersuchte Funktion im Gehirn eine gewisse Rolle spielt.

Es gibt auch weitere Gründe, warum die *Molekulare Psychologie* zwingend Rückgriff auf bildgebende Verfahren des Gehirns nehmen muss. Wie in der Abb. 7.2 dargestellt wird, stellt die Untersuchung von molekulargenetischen Variablen auf psychologische Phänotypen wie Persönlichkeit ein schwieriges Unterfangen dar, weil eine sehr große Lücke zwischen Genetik und Verhalten überbrückt werden muss. Viele Stellglieder liegen zwischen der Genetik und realem menschlichen Verhalten.

Wie bereits mehrfach erwähnt worden ist, moduliert die Umwelt die Genaktivität und nimmt so Einfluss auf die molekularen Mechanismen auf Nervenzellebene (siehe auch Kap. 6 über Epigenetik). Gehen wir von dieser Mikro- auf eine Makroebene der Hirnforschung, so beeinflusst das molekulare Geschehen über den Einfluss auf Hormone, Neurotransmitter und Nervenzellen natürlich Hirnstruktur und -aktivität, was sich dann wiederum im Verhalten manifestieren kann. Ich schreibe „kann", weil es zahlreiche Publikationen gibt, in denen veränderte oder interindividuelle Differenzen im Bildgebungssignal zu beobachten sind, diese sich aber noch nicht im Verhalten manifestiert haben. Ein Beispiel dafür wäre eine

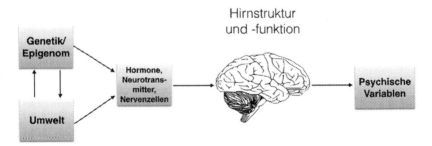

Abb. 7.2 Der Weg von der Genetik zum Verhalten führt über molekulare Mechanismen und Hirnstruktur/Hirnfunktion. Zwischen Genetik und Umwelt sind gegenseitige Pfeile eingezeichnet, da zum einen die Umwelt das Epigenom moduliert. Zum anderen können bestimmte genetische Ausprägungen dazu führen (z. B. über Persönlichkeitseigenschaften vermittelt), dass Personen gezielt bestimmte Umwelten aufsuchen und diese beeinflussen. Diese Umwelten modulieren wiederum das Epigenom

Studie, die eine genetische Variante des Apolipoprotein-(APOE-)Gens untersucht hat, welche eine bedeutsame Rolle in der Entwicklung der Alzheimer-Erkrankung spielt (Corder et al. 1993). Träger der sogenannten APOE-ε4-Variante tragen im Vergleich zu der häufiger auftretenden ε3-Variante ein höheres Risiko, an der späten Form des Alzheimers zu erkranken. Aus Gründen der Einfachheit beschäftigen wir uns hier nur mit der häufiger vorkommenden „späten" Variante des Alzheimers, nicht aber mit der frühen Form, die noch stärker durch die Genetik beeinflusst wird. Vielleicht haben Sie den Kinofilm *Still Alice* gesehen, der sich mit der im früheren Lebensalter auftretenden Form des Alzheimers beschäftigt. Zurückkommend zu unserem Beispiel zeigte sich in der Arbeit von Kunz et al. (2015), dass junge Menschen, die Träger des ε4-Allels sind (in dieser Studie heterozygote ε3/ε4-Träger), bei der Bearbeitung einer Gedächtnisaufgabe im MRT-Scanner bereits unterschiedliche Hirnaktivierungen im Vergleich zu Trägern der ε3/ε3 zeigten, wobei in der Gedächtnisleistung noch keine Unterschiede in der Leistung zu beobachten waren. Möglicherweise handelte es sich hier also um frühe Veränderungen der Hirnfunktionen, die in noch stärkerer Form im Alter dann zu pathologischen Prozessen führen.

Ausblick

8

Die hier vorliegende Einführung in die *Molekulare Psychologie* fokussierte aufgrund der Kürze vor allen Dingen auf molekulargenetische und epigenetische Mechanismen, die interindividuelle Differenzen in zahlreichen Phänotypen beeinflussen. In den letzten Jahren hat sich das Untersuchungsspektrum beträchtlich erweitert. So werden in der *Molekularen Psychologie* auch Telomeruntersuchungen vorgenommen. Telomere stellen Wiederholungssequenzen (Wiederholung der Sequenz 5'-TTAGGG-3' im Humanbereich) am Ende eines Chromosoms dar und sind ebenfalls bereits mit Persönlichkeitseigenschaften in Zusammenhang gebracht worden. Sadahiro et al. (2015) berichteten zum Beispiel einen Zusammenhang zwischen kürzeren Telomerlängen und niedrigeren Neurotizismuswerten und niedrigerer Gewissenhaftigkeit. Dies passt besonders im Kontext der Ergebnisse bzgl. Gewissenhaftigkeit zu wissenschaftlichen Arbeiten, die zeigen, dass auf der einen Seite kürzere Telomere mit höherer Sterblichkeit einhergehen (Benetos et al. 2001) und auf der anderen Seite gewissenhafte Menschen sich besser ernähren (Bogg und Roberts 2013) und länger leben (Jackson et al. 2015). Jenseits der Telomeruntersuchungen gibt es bereits eine lange Tradition der endokrinologischen und immunologischen Studien in der Biologischen Psychologie, die zunehmend auch in der *Molekularen Psychologie* unter Berücksichtigung molekulargenetischer bzw. epigenetischer Variablen durchgeführt werden. Dies könnte z. B. die Untersuchung der Stressantwort in Form von Cortisol einer Person in einem Experiment in Abhängigkeit von genetischen Markern sein (Velders et al. 2011). Das Feld der *Molekularen Psychologie* entwickelt sich rasant weiter und wird in Zukunft mit zahlreichen – auch ethisch besonders brisanten – Themen konfrontiert werden. So hat vor wenigen Jahren die Entwicklung der Genschere mit dem Namen CRISPR-Cas9 für Aufsehen gesorgt, da mit dieser eine Editierung, also Veränderung, des Säugetiergenoms möglich wird (Hsu et al. 2014). Auf der einen Seite hat diese Genschere das Potenzial, Erberkrankungen zu beseitigen. Auf der anderen Seite besteht auch die Gefahr, dass Menschen durch den Eingriff in ihr Genom kognitive Funktionen oder Persönlichkeitseigenschaften verändern wollen. Dass dies nicht leicht möglich sein wird, hat die Abhandlung über die polygenetische Natur komplexer Eigenschaften wie Persönlichkeit gezeigt. Trotzdem werden uns diese Debatten sehr bald immer häufiger begegnen.

Was Sie aus diesem *essential* mitnehmen können

- Psychologische Phänotypen wie Persönlichkeit und Intelligenz sind unter anderem polygenetischer Natur.
- Sowohl der Kandidatengenansatz als auch genomweite Assoziationsstudien können eingesetzt werden, um die molekulargenetischen Ursachen von Persönlichkeit, kognitiven Funktionen etc. zu verstehen.
- *Gen mal Umweltinteraktionen* sind zentral, um diese psychologischen Phänotypen zu verstehen.
- Das Studium des *Epigenoms* stellt einen weiteren wichtigen Schritt in der Entschlüsselung von *Gen mal Umweltinteraktionen* auf interindividuelle Differenzen in psychischen Variablen dar.

© Springer Fachmedien Wiesbaden GmbH 2018
C. Montag, *Eine kurze Einführung in die Molekulare Psychologie,*
essentials, https://doi.org/10.1007/978-3-658-19634-9

Glossar

Im Folgenden werden die wichtigsten Vokabeln aus der vorliegenden Einführung in die *Molekulare Psychologie* erläutert. Zusätzlich sind einige Begriffe genannt, die in der Literatur häufig vorkommen, aber aufgrund der Kürze von Band I und II bis hierhin keine Verwendung fanden. Es sei auch angemerkt, dass Vokabeln sowohl aus Band I als auch aus Band II im Glossar enthalten sind, da alle Termini unbedingt verinnerlicht werden müssen, um die zentralen Begrifflichkeiten der *Molekularen Psychologie* zu kennen.

Additive genetische Effekte Additive genetische Effekte stellen die Wirkung der Summe von untersuchten Allelen über mehrere Genorte oder auch an einem Genort dar

Allel Das Allel beschreibt mögliche genetische Varianten/Ausprägungen eines Polymorphismus. Bei Genen auf Autosomen bildet die Ausprägung zweier Allele an einem homologen (gleichen) Genort auf dem Chromosomenpaar den Genotyp für einen Polymorphismus

Anticodon Eine Sequenz von drei aufeinander folgenden Nukleotiden an der tRNA, die komplementär an ein Codon der mRNA bindet und so eine wichtige Rolle für die Proteinsynthese an den Ribosomen spielt

Autosom Ein Autosom ist ein Chromosom, welches kein Geschlechtschromosom darstellt

Base Die Base ist ein Bestandteil des Nukleotids. Es gibt die Basen Adenin, Thymin, Guanin und Cytosin. Thymin wird bei Nukleotiden der mRNA durch ein Uracil ersetzt

Chromosom Ein Chromosom ist ein Molekülkomplex, welcher genetische Informationen einer Person trägt

© Springer Fachmedien Wiesbaden GmbH 2018
C. Montag, *Eine kurze Einführung in die Molekulare Psychologie,*
essentials, https://doi.org/10.1007/978-3-658-19634-9

Codon Basentriplett

Cortisol Stresshormon

Copy Number Variation (CNV) Ähnlich wie bei den VNTR kommt es auch hier zu Wiederholungen auf dem Genom. Bei CNVs beschreibt man aber die Wiederholung größerer Abschnitte über das Genom, wie ganzer Gene. Es wurde z. B. vorgeschlagen, dass es sich bei einer CNV um ein DNA-Fragment handelt, welches 1 kb oder größer ist (z. B. Freeman et al. 2006). Siehe auch Stichwort „Mengenangaben in der Genetik"

CRISPR-Cas9 Es handelt sich um eine Genschere, mit der das Genom manipuliert werden kann

DNS/A Desoxyribonukleinsäure/-acid

Dopamin Dopamin ist ein wichtiger Neurotransmitter, der unterschiedliche Funktionen besitzt (z. B. für Lernen, Motivation, Kognition)

Dominanz Das Tragen eines bestimmten Allels führt dominant zur Beobachtung eines Phänotyps (und zwar unabhängig von der Information des anderen vorhandenen Allels eines Genotyps an einem homologen Genort). Klassische Beispiele aus der Literatur sind die Farben der Erbsenpflanzen bei Mendel

EEG Die Elektroenzephalographie ist ein bildgebendes Verfahren, welches zeitlich besser aufgelöste Informationen als die Magnetresonanztomographie über die Aufzeichnung der kortikalen Aktivität (über Elektroden) ermittelt. Die Methode ist nicht gut geeignet, um subkortikale Aktivität abzubilden

Epigenetik Epigenetik beschreibt das Studium der Schicht oberhalb des genetischen Codes, um zu verstehen, wie Umwelteinflüsse die Genaktivität regulieren

Epistasis Unter Epistasis versteht man die interaktionistische Wirkung zweier Gene (bzw. genetischer Varianten) auf einen Phänotyp. Es lässt sich der Effekt zweier Genloci für das Verständnis eines Merkmals also nicht einfach aufaddieren

Exon Ein Exon beschreibt die codierende Einheit eines Gens

Genotyp Der Genotyp beschreibt die kombinierte Information aus Allelen an einem Genlocus oder die gesamte vorhandene genomische Information einer Person über das komplette Erbgut

Genetic Imaging Beim Genetic Imaging werden molekulargenetische Daten mit Bildgebungsdaten des Gehirns zusammengebracht, um zu verstehen, welche Hirnareale durch eine genetische Variante beeinflusst werden

Gonosom Geschlechtschromosom

Haplotyp Bei Haplotyp-Analysen wird untersucht, ob genetische Ausprägungen auf mehreren SNPs in unmittelbarer Nähe auf einem Chromosom in möglichem Linkage stehen. Durch Haplotyp-Analysen kann man den Effekt mehrerer SNPs (im Gegensatz zu nur einem SNP) auf einem Gen im Hinblick auf einen Phänotyp berechnen

HapMap Project Das HapMap Project ermöglicht es, aktuell ca. zehn Millionen existierende SNPs durch eine kleinere Menge an SNPs abzubilden. Dies geschieht über die Analyse von 500.000 *Tag SNPs* (siehe auch https://www.genome.gov/10001688/, besucht am 28.05.2017)

Hardy Weinberg Equilibrium Das HWE besagt, dass sich die Häufigkeiten genetischer Variation(en) von einer zur nächsten Generation ohne Einflüsse wie natürliche Selektion nicht verändert.

Intron Ein Intron beschreibt eine nicht codierende Einheit eines Gens

Linkage Das Linkage beschreibt den Sachverhalt, dass Gene bzw. genetische Varianten, die in großer Nähe zu finden sind, eher gemeinsam miteinander vererbt werden

Linkage Equilibrium Man spricht von einem Linkage Equilibrium, wenn zwei Loci (Orte) auf dem Genoms unabhängig voneinander vererbt werden. Falls dies nicht zutrifft, spricht man von dem Linkage Disequilibrium (LD). In diesem Fall würde eine nicht zufällige Vererbung stattfinden. LD wird zumeist durch die physikalische Nähe zweier Genorte ermöglicht (siehe auch Linkage)

Meiose Die Meiose beschreibt bei eukaryotischen Zellen (=Zellen mit Zellkern) den Prozess der Chromosomenhalbierung und das Entstehen einzelner genetischer Zellkerne. Bei der Meiose handelt es sich um einen zentralen Bestandteil der geschlechtlichen Fortpflanzung

Mengenangaben in der Genetik Eine Kilobase entspricht 1000 Nukleotiden, also 1000 Basenpaaren. Ein Basenpaar kürzt man auch mit 1 bp ab. Eine Million Basenpaare kennzeichnet man durch den Begriff 1 mbp (Mega-Basenpaar)

Messenger RNA Die mRNA spielt eine wichtige Rolle bei der Transkription

Minisatellit siehe VNTR

Mitose Die Mitose beschreibt die Teilung des Zellkerns, nach der zwei identische Tochter-Zellkerne entstehen

Monogenetischer Erbgang Ein einziges Gen beeinflusst einen Phänotyp

Magnetresonanztomographie (MRT) Das MRT ist ein nicht invasives Verfahren, um sowohl die Struktur (sMRT) als auch die Funktionalität des Gehirns (fMRT) zu untersuchen

Next-Generation-Sequencing (NGS) Das NGS ist eine moderne Form der Sequenzierung, die im Vergleich zu älteren Techniken schneller und günstiger Genotypisierungen durchführt bzw. lange Abschnitte des Genoms komplett ausliest

Nicht additive genetische Effekte Ein nicht additiver Effekt wäre z. B. Epistasis

Nukleotid Das Nukleotid ist ein Baustein der Nukleinsäuren der DNA/RNA. Dieser Baustein setzt sich zusammen aus einem Zuckermolekül (Desoxyribose), einem Phosphatmolekül und einer Base

Nucleus Zellkern

Oxytocin Ein wichtiges Neuropeptid, welches unter anderem in der Schwangerschaftsforschung, nun aber auch besonders im Kontext sozialer Kognition untersucht wird.

Pleiotropie Eine genetische Variante nimmt Einfluss auf mehrere Phänotypen. Dies kommt in der psychologischen Literatur recht häufig vor. So ist z. B. ein Genmarker gleichzeitig mit Neurotizismus und kognitiven Funktionen assoziiert

Polymorphismus Der Polymorphismus ist eine vielgestaltige Region auf dem Genom, in dem sich Menschen unterscheiden können. Von einem Polymorphismus spricht man, wenn die seltene Variante des Polymorphismus mindestens bei 1 % der Bevölkerung zu beobachten ist

Polygenetischer Erbgang Viele genetische Varianten bzw. Gene beeinflussen einen Phänotyp

Positronen-Emissions-Tomographie (PET) PET ist ein bildgebendes Verfahren, welches durch die Verabreichung eines radioaktiv markierten Tracers Einblicke in molekulare Grundlagen des Hirnmetabolismus geben kann

Polygenetic Risk Score Bei einem polygenetischen Risikowert wird für einzelne Personen das genetische „Risiko" ausgerechnet, z. B. einen hohen Neurotizismus-Wert zu haben. Dabei werden die beta-Gewichte aus Regressionsanalysen von mehreren Genloci aufaddiert. Besonders bei GWAS ist es nicht ganz leicht zu definieren, welche SNPs in diese Berechnung mit eingehen. So könnte man z. B. alle SNPs berücksichtigen, die unter einem p-Wert von .05 liegen. Dies variiert aber stark in den unterschiedlichen Studien, die hierzu vorliegen

Promoterregion Die Promoterregion ist eine regulatorische Einheit eines Gens

Ribosomen Ribosomen sind der Ort in der Zelle, an dem Proteine hergestellt werden

Sequenzierung Sequenzieren ist das Auslesen der DNA, und zwar Buchstabe für Buchstabe.

Serotonin Serotonin ist ein wichtiger Neurotransmitter, der mit vielen Phänotypen assoziiert ist (ein Mangel ist mit Depression assoziiert)

SNP Single Nucleotide Polymorphismus – Einzelnukleotid-Polymorphismus

Splicing Beim Splicing werden die Introns beim Transkriptionsprozess aus der prä-mRNA entfernt, sodass nur noch die exonischen Informationen übrig bleiben

Selective-Serotonin-Reuptake-Inhibitor (SSRI) Ein selektiver Serotonin-Wiederaufnahme-Hemmer ist ein gängiges Medikament zur Behandlung der Depression

TagSNP Ein TagSNP steht für einen SNP, der repräsentativ für eine Gruppe von SNPs auf einem Abschnitt auf einem Gen steht. Dieser Abschnitt muss durch ein hohes Linkage Disequilibrium gekennzeichnet sein. Das Analysieren von TagSNPs kann deutlich Kosten sparen, da ausgehend von der genetischen Ausprägung eines TagSNPs Rückschlüsse auf andere nicht genotypisierte SNPs eines Haplotyps vorgenommen werden können

Telomere Telomere sind Strukturelemente, die das Ende eines Chromosoms charakterisieren. Telomere sind durch eine sich mehrere tausend Male wiederholende Sequenz TTAGGG im Humanbereich gekennzeichnet

Transfer RNA (tRNA) Die tRNA spielt eine wichtige Rolle bei der Translation

Transkription Die genomische Information wird im Zellkern mithilfe der mRNA transkribiert (abgeschrieben)

Translation Die Information der mRNA wird an den Ribosomen in ein Protein übersetzt

VNTR Variable Number Tandem Repeats

Zentromer Zentromer ist die Verengung auf einem Chromosom zwischen dem kurzen und dem langen Arm

Zytoplasma Das Zytoplasma beschreibt die Grundstruktur innerhalb der Zellmembran

1000 Genome Project Dieses Projekt verfolgt die Sequenzierung des Komplettgenoms von mittlerweile über 2000 Personen

Literatur

Andrew, S. E., Goldberg, Y. P., Kremer, B., Telenius, H., Theilmann, J., Adam, S., …, & Graham, R. K. (1993). The relationship between trinucleotide (CAG) repeat length. *Nature Genetics, 4*, 398–403.

Becker, B., & Montag, C. (2017). Opinion: Real-time fMRI neurofeedback and the application of the neuropeptide oxytocin as promising new treatment approaches in internet addiction? In *Internet Addiction* (S. 311–321). Springer International Publishing.

Benetos, A., Okuda, K., Lajemi, M., Kimura, M., Thomas, F., Skurnick, J., …, & Aviv, A. (2001). Telomere length as an indicator of biological aging. *Hypertension, 37*(2), 381–385.

Bogg, T., & Roberts, B. W. (2013). The case for conscientiousness: Evidence and implications for a personality trait marker of health and longevity. *Annals of Behavioral Medicine, 45*(3), 278–288.

Boutwell, B., Hinds, D., Tielbeek, J., Ong, K., Day, F., Perry, J., & 23 and Me Research Team. (2017). Replication and characterization of CADM2 and MSRA genes on human behavior. *bioRxiv*, 110395.

Brinkman, R. R., Mezei, M. M., Theilmann, J., Almqvist, E., & Hayden, M. R. (1997). The likelihood of being affected with Huntington disease by a particular age, for a specific CAG size. *American Journal of Human Genetics, 60*(5), 1202–1210.

Canli, T., & Lesch, K. P. (2007). Long story short: The serotonin transporter in emotion regulation and social cognition. *Nature Neuroscience, 10*(9), 1103–1109.

Caspi, A., Sugden, K., Moffitt, T. E., Taylor, A., Craig, I. W., Harrington, H., …, & Poulton, R. (2003). Influence of life stress on depression: moderation by a polymorphism in the 5-HTT gene. *Science, 301*(5631), 386–389.

Corder, E. H., Saunders, A. M., Strittmatter, W. J., Schmechel, D. E., Gaskell, P. C., Small, G., et al. (1993). Gene dose of apolipoprotein E type 4 allele and the risk of Alzheimer's disease in late onset families. *Science, 261*, 921–923.

Davies, M. N., Volta, M., Pidsley, R., Lunnon, K., Dixit, A., Lovestone, S., …, & Al-Sarraj, S. (2012). Functional annotation of the human brain methylome identifies tissue-specific epigenetic variation across brain and blood. *Genome biology, 13*(6), R43.

Deans, C., & Maggert, K. A. (2015). What do you mean, "epigenetic"? *Genetics, 199*(4), 887–896.

© Springer Fachmedien Wiesbaden GmbH 2018
C. Montag, *Eine kurze Einführung in die Molekulare Psychologie*,
essentials, https://doi.org/10.1007/978-3-658-19634-9

Duncan, L. E., & Keller, M. C. (2011). A critical review of the first 10 years of candidate gene-by-environment interaction research in psychiatry. *American Journal of Psychiatry, 168*(10), 1041–1049.

Ebstein, R. P., Knafo, A., Mankuta, D., Chew, S. H., & San Lai, P. (2012). The contributions of oxytocin and vasopressin pathway genes to human behavior. *Hormones and behavior, 61*(3), 359–379.

Esau, L., Kaur, M., Adonis, L., & Arieff, Z. (2008). The 5-HTTLPR polymorphism in South African healthy populations: A global comparison. *Journal of Neural Transmission, 115*(5), 755–760.

Feil, R., & Fraga, M. F. (2012). Epigenetics and the environment: emerging patterns and implications. *Nature Reviews Genetics, 13*(2), 97–109.

Freeman, J. L., Perry, G. H., Feuk, L., Redon, R., McCarroll, S. A., Altshuler, D. M., …, & Carter, N. P. (2006). Copy number variation: New insights in genome diversity. *Genome Research, 16*(8), 949–961.

Groves, J. O. (2007). Is it time to reassess the BDNF hypothesis of depression? *Molecular Psychiatry, 12,* 1079–1088.

Haas, B. W., Filkowski, M. M., Cochran, R. N., Denison, L., Ishak, A., Nishitani, S., et al. (2016). Epigenetic modification of OXT and human sociability. *Proceedings of the National Academy of Sciences, 113*(27), E3816–E3823.

Heard, E., & Martienssen, R. A. (2014). Transgenerational epigenetic inheritance: Myths and mechanisms. *Cell, 157*(1), 95–109.

Hirschhorn, J. N., & Daly, M. J. (2005). Genome-wide association studies for common diseases and complex traits. *Nature Reviews Genetics, 6*(2), 95–108.

Hsu, P. D., Lander, E. S., & Zhang, F. (2014). Development and applications of CRISPR-Cas9 for genome engineering. *Cell, 157*(6), 1262–1278.

Jackson, J. J., Connolly, J. J., Garrison, S. M., Leveille, M. M., & Connolly, S. L. (2015). Your friends know how long you will live a 75-year study of peer-rated personality traits. *Psychological Science, 26*(3), 335–340.

Johnson, R. C., Nelson, G. W., Troyer, J. L., Lautenberger, J. A., Kessing, B. D., Winkler, C. A., et al. (2010). Accounting for multiple comparisons in a genome-wide association study (GWAS). *BMC Genomics, 11*(1), 724.

Karg, K., Burmeister, M., Shedden, K., & Sen, S. (2011). The serotonin transporter promoter variant (5-HTTLPR), stress, and depression meta-analysis revisited: Evidence of genetic moderation. *Archives of general psychiatry, 68*(5), 444–454.

Karki, R., Pandya, D., Elston, R. C., & Ferlini, C. (2015). Defining "mutation" and "polymorphism" in the era of personal genomics. *BMC Medical Genomics, 8*(1), 37.

Kirsch, P., Esslinger, C., Chen, Q., Mier, D., Lis, S., Siddhanti, S., …, & Meyer-Lindenberg, A. (2005). Oxytocin modulates neural circuitry for social cognition and fear in humans. *Journal of Neuroscience, 25*(49), 11489–11493.

Kumsta, R., Hummel, E., Chen, F. S., & Heinrichs, M. (2013). Epigenetic regulation of the oxytocin receptor gene: Implications for behavioral neuroscience. *Frontiers in neuroscience, 7.*

Kunz, L., Schroeder, T. N., Lee, H., Montag, C., Lachmann, B., Sariyska, R., et al. (2015). Reduced grid-like representations in adults at genetic risk for Alzheimer's disease. *Science, 350,* 430–433.

Lander, E. S., Linton, L. M., Birren, B., Nusbaum, C., Zody, M. C., Baldwin, J., ..., & Funke, R. (2001). Initial sequencing and analysis of the human genome. *Nature, 409*(6822), 860–921.

Lesch, K. P., Bengel, D., Heils, A., & Sabol, S. Z. (1996). Association of anxiety-related traits with a polymorphism in the serotonin transporter gene regulatory region. *Science, 274*(5292), 1527–1531.

Limosin, F., Loze, J. Y., Rouillon, F., Adès, J., & Gorwood, P. (2003). Association between dopamine receptor D1 Gene Dde I polymorphism and sensation seeking in alcohol-dependent men. *Alcoholism: Clinical and Experimental Research, 27*(8), 1226–1228.

Liu, W. Y., Weber, B., Reuter, M., Markett, S., Chu, W. C., & Montag, C. (2013). The Big Five of Personality and structural brain imaging revisited: A VBM – DARTEL study. *NeuroReport, 24*, 375–380.

Lu, B., Pang, P. T., & Woo, N. H. (2005). The yin and yang of neurotrophin action. *Nature Reviews. Neuroscience, 6*(8), 603–614.

MacLean, P. D. (1990). *The triune brain in evolution: Role in paleocerebral functions.* Berlin: Springer Science & Business Media.

Markett, S., Weber, B., Voigt, G., Montag, C., Felten, A., Elger, C., et al. (2013). Intrinsic connectivity networks and personality: The temperament dimension harm avoidance modulates functional connectivity in the resting brain. *Neuroscience, 240C*, 98–105.

Markett, S., Weber, B., Voigt, G., Montag, C., Lachmann, B., Rudorf, S., et al. (2014). Assessing the attentional function of the fronto-parietal attention network: Insights from resting-state fMRI and the attentional network test. *Human Brain Mapping, 35*, 1700–1709.

McCrae, R. R., & John, O. P. (1992). An introduction to the five-factor model and its applications. *Journal of personality, 60*(2), 175–215.

Mendel, G. (1866). Versuche über Pflanzen-Hybride (Treatise on plant hybrids). *Records of Association for Natural Research in Brno, 4.*

Michels, K. (2017). Is epigenetics inherited? *Harvard Magazine, 05*(17), 13–15.

Montag, C. (2014). The brain derived neurotrophic factor and personality. *Advances in Biology, 2014.*

Montag, C. (2016). *Persönlichkeit-Auf der Suche nach unserer Individualität.* Berlin: Springer.

Montag, C., Hall, J., Plieger, T., Felten, A., Markett, S., Melchers, M., et al. (2015). The DRD3 Ser9Gly polymorphism, Machiavellianism, and its link to schizotypal personality. *Journal of Neuroscience, Psychology, and Economics, 8*(1), 48–57.

Montag, C., Jurkiewicz, M., & Reuter, M. (2012a). The role of the catechol-O-methyltransferase (COMT) gene in personality and related psychopathological disorders. *CNS & Neurological Disorders-Drug Targets (Formerly Current Drug Targets-CNS & Neurological Disorders), 11*(3), 236–250.

Montag, C., Markett, S., Basten, U., Stelzel, C., Fiebach, C., Canli, T., et al. (2010). Epistasis of the DRD2/ANKK1 Taq Ia and the BDNF Val66Met polymorphism impacts novelty seeking and harm avoidance. *Neuropsychopharmacology, 35*(9), 1860–1867.

Montag, C., & Panksepp, J. (2016). Primal emotional-affective expressive foundations of human facial expression. *Motivation and Emotion, 40*(5), 760–766.

Montag, C., & Panksepp, J. (2017a). Primary emotional systems and personality: An evolutionary perspective. *Frontiers in Psychology, 8.*

Montag, C. & Panksepp, J. (2017b). Personality Neuroscience: Why It Is of Importance to Consider Primary Emotional Systems! In: V. Zeigler-Hill, T.K. Shackelford (Hrsg.), *Encyclopedia of Personality and Individual Differences.* Berlin: Springer Publishing House. DOI 10.1007/978-3-319-28099-8_1338-1

Montag, C., & Reuter, M. (2014). Disentangling the molecular genetic basis of personality: From monoamines to neuropeptides. *Neuroscience & Biobehavioral Reviews, 43,* 228–239.

Montag, C., Reuter, M., & Axmacher, N. (2011). How one's favorite song activates the reward circuitry of the brain: Personality matters! *Behavioural Brain Research, 225,* 511–514.

Montag, C., Reuter, M., Jurkiewicz, M., Markett, S., & Panksepp, J. (2013). Imaging the structure of the human anxious brain: A review of findings from neuroscientific personality psychology. *Reviews in the Neurosciences, 24,* 167–190.

Montag, C., Reuter, M., Weber, B., Markett, S., & Schoene-Bake, J. C. (2012b). Individual differences in trait anxiety are associated with white matter tract integrity in the left temporal lobe in healthy males but not females. *Neuroscience, 217,* 77–83.

Montag, C., Sindermann, C., Melchers, M., Jung, S., Luo, R., Becker, B., Xie, J., Xu, W., Guastella, A. J. & Kendrick, K. M. (2017). A functional polymorphism of the OXTR gene is associated with autistic traits in Caucasian and Asian populations. *American Journal of Medical Genetics – Part B.* DOI: https://doi.org/10.1002/ajmg.b.32596

Okbay, A., Baselmans, B. M., De Neve, J. E., Turley, P., Nivard, M. G., Fontana, M. A., …, & Gratten, J. (2016). Genetic variants associated with subjective well-being, depressive symptoms, and neuroticism identified through genome-wide analyses. *Nature Genetics, 48*(6), 624–633.

Okuyama, Y., Ishiguro, H., Nankai, M., Shibuya, H., Watanabe, A., & Arinami, T. (2000). Identification of a polymorphism in the promoter region of DRD4associated with the human novelty seeking personality trait. *Molecular Psychiatry, 5*(1), 64–69.

Palma-Gudiel, H., Córdova-Palomera, A., Leza, J. C., & Fañanás, L. (2015). Glucocorticoid receptor gene (NR3C1) methylation processes as mediators of early adversity in stress-related disorders causality: A critical review. *Neuroscience & Biobehavioral Reviews, 55,* 520–535.

Panksepp, J. (1992). Oxytocin effects on emotional processes: Separation distress, social bonding, and relationships to psychiatric disorders. *Annals of the New York Academy of Sciences, 652*(1), 243–252.

Panksepp, J. (1998). *Affective neuroscience: The foundations of human and animal emotions.* New York: Oxford University Press.

Panksepp, J. (2002). Foreword: The MacLean legacy and some modern trends in emotion research. In G. Cory & R. Gardner (Hrsg.), *The Evolutionary Neuroethology of Paul MacLean: Convergences and Frontiers* (S. ix–xxvii). Westport: Greenwood/Praeger.

Panksepp, J., Herman, B. H., Vilberg, T., Bishop, P., & DeEskinazi, F. G. (1981). Endogenous opioids and social behavior. *Neuroscience & Biobehavioral Reviews, 4*(4), 473–487.

Passamonti, L., Fera, F., Magariello, A., Cerasa, A., Gioia, M. C., Muglia, M., …, & Quattrone, A. (2006). Monoamine oxidase-a genetic variations influence brain activity associated with inhibitory control: New insight into the neural correlates of impulsivity. *Biological psychiatry, 59*(4), 334–340.

Penke, L., & Jokela, M. (2016). The evolutionary genetics of personality revisited. *Current Opinion in Psychology, 7,* 104–109.

Plieger, T., Felten, A., Melchers, M., Markett, S., Montag, C., Reuter, M. (in press). Association between a functional Polymorphism on the Dopamine-β-Hydroxylase Gene and Reward Dependence in two independent samples. *Personality and Individual Differences.*

Polderman, T. J., Benyamin, B., De Leeuw, C. A., Sullivan, P. F., Van Bochoven, A., Visscher, P. M., et al. (2015). Meta-analysis of the heritability of human traits based on fifty years of twin studies. *Nature Genetics, 47*(7), 702–709.

Reiss, D., Leve, L. D., & Neiderhiser, J. M. (2013). How genes and the social environment moderate each other. *American Journal of Public Health, 103*(S1), S. 111–121.

Reuter, M., Kuepper, Y., & Hennig, J. (2007). Association between a polymorphism in the promoter region of the TPH2 gene and the personality trait of harm avoidance. *International Journal of Neuropsychopharmacology, 10*(3), 401–404.

Reuter, M., Panksepp, J., Davis, K., & Montag, C. (2017). *Affective Neuroscience Personality Scales (ANPS) – Deutsche Version.* Göttingen: Hogrefe.

Sadahiro, R., Suzuki, A., Enokido, M., Matsumoto, Y., Shibuya, N., Kamata, M., ..., & Otani, K. (2015). Relationship between leukocyte telomere length and personality traits in healthy subjects. *European Psychiatry, 30*(2), 291–295.

Samochowiec, J., Rybakowski, F., Czerski, P., Zakrzewska, M., Stepień, G., Pełka-Wysiecka, J., ..., & Hauser, J. (2001). Polymorphisms in the dopamine, serotonin, and norepinephrine transporter genes and their relationship to temperamental dimensions measured by the Temperament and Character Inventory in healthy volunteers. *Neuropsychobiology, 43*(4), 248–253.

Scantamburlo, G., Hansenne, M., Fuchs, S., Pitchot, W., Marechal, P., Pequeux, C., ..., & Legros, J. J. (2007). Plasma oxytocin levels and anxiety in patients with major depression. *Psychoneuroendocrinology, 32*(4), 407–410.

Schork, N. J., Murray, S. S., Frazer, K. A., & Topol, E. J. (2009). Common vs. rare allele hypotheses for complex diseases. Current opinion in genetics & development, 19(3), 212–219.

Sen, S., Burmeister, M., & Ghosh, D. (2004). Meta-analysis of the association between a serotonin transporter promoter polymorphism (5-HTTLPR) and anxiety-related personality traits. *American Journal of Medical Genetics Part B: Neuropsychiatric Genetics, 127*(1), 85–89.

Smillie, L. D., Cooper, A. J., Proitsi, P., Powell, J. F., & Pickering, A. D. (2010). Variation in DRD2 dopamine gene predicts extraverted personality. *Neuroscience letters, 468*(3), 234–237.

Stoeckel, L. E., Garrison, K. A., Ghosh, S. S., Wighton, P., Hanlon, C. A., Gilman, J. M., ..., & Thompson, T. (2014). Optimizing real time fMRI neurofeedback for therapeutic discovery and development. *NeuroImage: Clinical, 5*, 245–255.

Sudmant, P. H., Rausch, T., Gardner, E. J., Handsaker, R. E., Abyzov, A., Huddleston, J., ..., & Konkel, M. K. (2015). An integrated map of structural variation in 2,504 human genomes. *Nature, 526*(7571), 75–81.

Sulzer, J., Haller, S., Scharnowski, F., Weiskopf, N., Birbaumer, N., Blefari, M. L., ..., & Herwig, U. (2013). Real-time fMRI neurofeedback: Progress and challenges. *Neuroimage, 76*, 386–399.

Toyokawa, S., Uddin, M., Koenen, K. C., & Galea, S. (2012). How does the social environment 'get into the mind'? Epigenetics at the intersection of social and psychiatric epidemiology. *Social Science & Medicine, 74*(1), 67–74.

Träskman, L., Åsberg, M., Bertilsson, L., & Sjüstrand, L. (1981). Monoamine metabolites in CSF and suicidal behavior. *Archives of General Psychiatry, 38*(6), 631–636.

Turner, R. A., Altemus, M., Yip, D. N., Kupferman, E., Fletcher, D., Bostrom, A., ..., & Amico, J. A. (2002). Effects of emotion on oxytocin, prolactin, and ACTH in women. *Stress*, *5*(4), 269–276.

Varnäs, K., Halldin, C., & Hall, H. (2004). Autoradiographic distribution of serotonin transporters and receptor subtypes in human brain. *Human brain mapping*, *22*(3), 246–260.

Velders, F. P., Kuningas, M., Kumari, M., Dekker, M. J., Uitterlinden, A. G., Kirschbaum, C., ..., & Van Duijn, C. M. (2011). Genetics of cortisol secretion and depressive symptoms: A candidate gene and genome wide association approach. *Psychoneuroendocrinology*, *36*(7), 1053–1061.

Venter, J. C., Adams, M. D., Myers, E. W., Li, P. W., Mural, R. J., Sutton, G. G., ..., & Gocayne, J. D. (2001). The sequence of the human genome. *Science*, *291*(5507), 1304–1351.

Walker, F. O. (2007). Huntington's disease. *The Lancet*, *369*(9557), 218–228.

Whisman, M. A., & South, S. C. (2017). Gene–environment interplay in the context of romantic relationships. *Current Opinion in Psychology*, *13*, 136–141.

Wise, R. A. (2004). Dopamine, learning and motivation. *Nature Reviews Neuroscience*, *5*(6), 483–494.

Yeo, R. A., Gangestad, S. W., Liu, J., Calhoun, V. D., & Hutchison, K. E. (2011). Rare copy number deletions predict individual variation in intelligence. *PloS one*, *6*(1), e16339.

Youngson, N. A., & Whitelaw, E. (2008). Transgenerational epigenetic effects. *Annual Review of Genomics and Human Genetics*, *9*, 233–257.

1000 Genomes Project Consortium. (2012). An integrated map of genetic variation from 1,092 human genomes. *Nature*, *491*(7422), 56–65.

Lesen Sie hier weiter

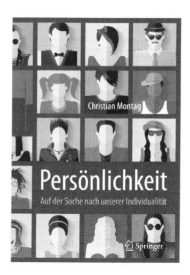

Christian Montag

Persönlichkeit
Auf der Suche nach
unserer Individualität
2016, XI, 174 S., 19 Abb. in Farbe
Softcover € 19,99
ISBN 978-3-662-48894-2

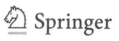

Printed in the United States
By Bookmasters